CARDIOLOGY

International Journal of Cardiovascular Medicine, Surgery and Pathology

Founded 1937 as 'Cardiologia' by Bruno Kisch and Wilhelm Löffler, continued by R. Hegglin (1962–1969), I. Mahaim (1962–1965), P. Moret (1966–1969), P.M. Galletti (1966–1979) and Jan J. Kellermann (1980–1990)

KARGER

Printed in Switzerland
on acid-free paper by
Thür AG Offsetdruck, Pratteln

Appears monthly:
2 volumes per year (12 issues)

Submission: 'Cardiology' publishes original reports in research and observations pertaining to cardiovascular function in health and disease. Only original papers written in English are considered and should be sent to:

Joseph S. Alpert, MD
2601 N. Campbell Avenue
Suite 202A
Tucson, AZ 85719 (USA)
Tel. (602) 326-8334
Fax (602) 326-6188

Manuscripts should be submitted in duplicate (with two sets of illustrations of which one is an original), typewritten double-spaced on one side of the paper, with a wide margin.

Conditions: All manuscripts are subject to editorial review. Manuscripts are received with the explicit understanding that they are not under simultaneous consideration by any other publication. Submission of an article for publication implies the transfer of the copyright from the author to the publisher upon acceptance. Accepted papers become the permanent property of 'Cardiology' and may not be reproduced by any means, in whole or in part, without the written consent of the publisher. It is the author's responsibility to obtain permission to reproduce illustrations, tables, etc. from other publications.

Arrangement

Title page: The first page of each paper should indicate the title (main title underlined), the authors' names, and the institute where the work was conducted. A short title for use as running head is also required.

Key words: For indexing purposes, a list of 3–10 key words in English is essential.

Abstract: Each paper needs an abstract of up to 10 lines.

Small type: Paragraphs which can or must be set in smaller type (case histories, test methods, etc.) should be indicated with a 'p' (petit) in the margin on the left-hand side.

Footnotes: Avoid footnotes. When essential, they are numbered consecutively and typed at the foot of the appropriate page.

Tables and illustrations: Tables and illustrations (both numbered in Arabic numerals) should be prepared on separate sheets. Tables require a heading and figures a legend, also prepared on a separate sheet. For the reproduction of illustrations, only good drawings and original photographs can be accepted; negatives or photocopies cannot be used. When possible, group several illustrations on one block for reproduction (max. size 144 × 196 mm) or provide crop marks. On the back of each illustration, indicate its number, the author's name, and 'top'. Color illustrations are reproduced at the author's expense.

References: In the text identify references by Arabic numerals [in square brackets]. Material submitted for publication but not yet accepted should be noted as 'unpublished data' and not be included in the reference list. The list of references should include only those publications which are cited in the text. Do not alphabetize; number references in the order in which they are first mentioned in the text. The surnames of the authors followed by initials should be given. There should be no punctuation other than a comma to separate the authors. Cite all authors, 'et al' is not sufficient. Abbreviate journal names according to the Index Medicus system. (Also see International Committee of Medical Journal Editors: Uniform requirements for manuscripts submitted to biomedical journals. Br Med J 1988;296: 401–405.)

Examples

(a) Papers published in periodicals: Kauffman HF, van der Heide S, Beaumont F, Blok H, de Vries K: Class-specific antibody determination against *Aspergillus fumigatus* by means of the enzyme-linked immunosorbent assay. III. Comparative study: IgG, IgA, IgM ELISA titers, precipitating antibodies and IgE binding after fractionation of the antigen. Int Arch Allergy Appl Immunol 1986;80:300–306.

(b) Monographs: Matthews DE, Farewell VT: Using and Understanding Medical Statistics. Basel, Karger, 1985.

(c) Edited books: Hardy WD Jr, Essex M: FeLV-induced feline acquired immune deficiency syndrome: A model for human AIDS; in Klein E (ed): Acquired Immunodeficiency Syndrome. Prog Allergy. Basel, Karger, 1986, vol 37, pp 353–376.

Full address: The exact postal address complete with postal code of the senior author must be given. If correspondence is handled by someone else, indicate this accordingly.

Further details: Authors may consult our leaflet 'Rules for the Preparation of Manuscripts', available on request from the Publisher, S. Karger AG, P.O. Box, CH-4009 Basel (Switzerland).

Page charges: There is no page charge for papers of 8 or fewer printed pages (including tables, illustrations and references). Each additional complete or partial page is charged to the author at SFr. 225.– / US $ 150.00. The allotted size of a paper is equal to approx. 16 manuscript pages (including tables, illustrations and references).

Galley proofs: Unless indicated otherwise, galley proofs are sent to the first-named author and should be returned with the least possible delay. Alterations made in galley proofs, other than the correction of printer's errors, are charged to the author. No page proofs are supplied.

Reprints: Order forms and a price list are sent with the galley proofs. Orders submitted after the issue is printed are subject to considerably higher prices. Allow five weeks from date of publication for delivery of reprints.

KARGER

Publication data: 'Cardiology' is published 12 times annually. Volumes 82, 83 with 6 issues per volume appear in 1993.
Subscription rates: Subscriptions run for a full calendar year. Prices are given per volume.
Personal subscription:
Subscription + postage and handling
SFr. 71.50 + SFr. 3.90 Europe
SFr. 71.50 + SFr. 5.90 Overseas
US$ 47.50 + US$ 3.90
(Must be in the name of, billed to, and paid by an individual. Order must be marked 'personal subscription'.)
Institutional subscription:
Subscription + postage and handling
SFr. 439.– + SFr. 24.– Europe
SFr. 439.– + SFr. 36.– Overseas
US$ 293.00 + US$ 24.00
Airmail postage: SFr. 36.–, US$ 30.00.
(Extra per volume.)
Microform edition: (Microfilms 16 and 35 mm or microfiches) 50% discount on the regular subscription rate for subscribers of the printed edition.
Advertising: Correspondence and rate requests should be addressed to the Publisher.

Subscription orders: Orders can be placed at agencies, bookstores, directly with the Publisher S. Karger AG, P.O. Box, CH – 4009 Basel (Switzerland)
or with any of the following distributors:
Deutschland: S. Karger GmbH
Lörracher Strasse 16A, Postfach
D-W-7800 Freiburg
France: Librairie Luginbühl
36, bd de Latour-Maubourg
F-75007 Paris
Great Britain, Ireland: S. Karger Publishers
11 Ravenscroft Road
Beckenham, Kent BR3 4TP
USA: S. Karger Publishers, Inc.
26 West Avon Road, P.O. Box 529
Farmington, CT 06085
India, Bangladesh, Sri Lanka:
S. Karger India Subscription Agency
B – 5/132 Safdarjung Enclave
New Delhi-110029
Japan: Katakura Libri, Inc.
36-9 Hongo 3-chome, Bunkyo-ku
Tokyo 113
Change of address: Both old and new address should be sent to the subscription source.
Single issues and back volumes: Information can be obtained through the Publisher.

Bibliographic indices: This journal is regularly listed in bibliographic services, including *Current Contents®*.
Book Reviews: Books are accepted for review by special agreement.

Angiotensin-Konversionsenzym-Hemmer bei Hypertonie

Teil 1 Schwerpunkt auf Cilazapril

Angiotensin Converting Enzyme Inhibitors in Treatment of Hypertension

Part 1 Emphasis on Cilazapril

Gastherausgeber
J. Rosenthal, Ulm
K.O. Stumpe, Bonn

17 Abbildungen und 6 Tabellen, 1993

KARGER

Cardiology

Vol. 82, Supplement 1, 1993

Diese Publikation wurde ermöglicht durch die finanzielle Unterstützung der Firma E. MERCK, Darmstadt, BRD

S. Karger
Medical and Scientific Publishers
Basel · Freiburg · Paris · London
New York · New Delhi · Bangkok
Singapore · Tokyo · Sydney

Drug Dosage
The authors and the publisher have exerted every effort to ensure that drug selection and dosage set forth in this text are in accord with current recommendations and practice at the time of publication. However, in view of ongoing research, changes in government regulations, and the constant flow of information relating to drug therapy and drug reactions, the reader is urged to check the package insert for each drug for any change in indications and dosage and for added warnings and precautions. This is particularly important when the recommended agent is a new and/or infrequently employed drug.

Printed in Switzerland on acid-free paper by
Thür AG Offsetdruck, Pratteln
ISBN 3-8055-5764-7

Inhaltsverzeichnis

Cardiology 1993;82(suppl 1):1–2

J. Rosenthal

Zentrum Innere Medizin,
Universität Ulm, BRD

Praktische Probleme der Hypertoniebehandlung

Practical Problems in the Treatment of Hypertension

In den vergangenen 10 Jahren haben sich Zielsetzungen und Therapievorschläge für die antihypertensive Therapie deutlich gewandelt. Dies bietet einerseits neue Möglichkeiten, wirft andererseits aber auch neue Probleme auf.

Das bisherige Ziel einer antihypertensiven Therapie war, einen erhöhten Blutdruck auf einen Wert zu senken, der durch grossangelegte Studien in der Bevölkerung ermittelt, aber dennoch willkürlich festgelegt wurde. Die letzten Jahre haben eine Veränderung unserer Zielsetzung erbracht. Es ist heute nicht mehr ausreichend, nur den Blutdruck zu senken; gleichzeitig sollte auch die Hämodynamik berücksichtigt werden. Dies bedeutet, dass die mit einer Hypertonie zusammenhängenden wichtigsten hämodynamischen Störungen direkt therapeutisch angegangen und nicht kompensiert werden, so dass neue Störungen verursacht werden. Wir halten blutdrucksenkende Präparate für erforderlich, die gegenüber der Zielorganschädigung einer Hypertonie an Herz, Niere, Gehirn und peripherem Gefässsystem Schutz bieten. Während ein erhöhter Blutdruck behandelt wird, müssen damit in Zusammenhang stehende Begleiterkrankungen sowie Risikofaktoren erkannt werden; sie dürfen sich nicht noch weiter verschlechtern, sondern ihr Zustand sollte sich möglichst verbessern.

Zur Erreichung dieser Ziele steht uns eine grosse Vielfalt neuer Antihypertensivaklassen zur Verfügung. Das früher praktizierte stufenweise Therapieschema, bei welchem zu einem nicht ausreichend wirksamen Präparat eine weitere Substanz verabreicht wurde, ist durch eine Therapieumstellung einer Monotherapie mit einer bestimmten Antihypertensivaklasse durch eine andere ersetzt worden. Die Therapie der ersten Wahl hängt heute auch davon ab, ob Begleiterkrankungen und Zielorganschädigungen vorliegen.

Durch die neuen Therapiemöglichkeiten und das veränderte Vorgehen im Zusammenhang mit einer Therapie sind einige Probleme für die Praxis entstanden, die durch eine geeignete Wahl der Antihypertensivatherapie und, indem man gewisse Richtlinien und Vorsichtsmassregeln einhält, zu lösen sein sollten. Nachfolgend einige Beispiele:

1. Hypertoniebehandlung bei Patienten, die auch an einer Angina pectoris leiden. Die optimale Lösung wäre, beide Erkrankungen

mit einer Substanz zu therapieren. Besteht diese Möglichkeit nicht, sollte wenigstens der Versuch unternommen werden, eine Verschlechterung der Angina, wie es durch ungünstige Mechanismen, z.B. ein koronares Steal-Syndrom, eintreten kann, zu verhindern.

2. Hypertonie-Therapie bei Patienten mit eingeschränkter systolischer und diastolischer Herzfunktion. Die Verabreichung von Antihypertensiva, die die kardiale Funktion noch weiter verschlechtern, kann nachteilige hämodynamische Effekte verursachen.

3. Man hat herausgefunden, dass Insulinresistenz und Schlafapnoe, eventuell die Krankheitsursache betreffend, mit einer Hypertonie zusammen auftreten. Ein Einfluss einer antihypertensiven Therapie auf solche Probleme sollte abgewogen werden.

4. Eine Myokardhypertrophie ist als ein unabhängiger Risikofaktor für den plötzlichen Herztod erkannt. Eine Blutdrucksenkung sollte deshalb vorteilhafterweise mit einer Abnahme der linksventrikulären Hypertrophie verbunden sein.

5. Wenn der Vorteil einer Therapieumstellung von einer Antihypertensivaklasse auf eine andere klar erkannt ist, dann sollten auch die einen solchen Therapiewechsel betreffenden Richtlinien und die zu treffenden Vorsichtsmassregeln entwickelt werden. Während einer Therapieumstellung sollte auf jeden Fall eine medikamentöse Unterversorgung, die einen plötzlichen Blutdruckanstieg verursachen kann, sowie eine Übertherapie, durch die es zu Hypotonien kommen kann, vermieden werden.

6. Durch die Entwicklung von lang wirksamen Antihypertensiva und SR-Formen von Substanzen mit nur kurzer Wirkdauer ist eine einmal tägliche Medikation möglich. Dies hat zu der Frage geführt, ob die verschiedenen Formen zur 1mal täglichen Gabe tatsächlich über 24 h den Blutdruck senken, und ob sie einen Einfluss auf diastolischen und systolischen Blutdruck ausüben.

Mit dem neuen Angiotensin-Konversionsenzym-Hemmer Cilazapril sind klinische Untersuchungen mit Schwerpunkt, Lösungen für die im Zusammenhang mit den oben beschriebenen praktischen Problemen zu finden, durchgeführt worden. Auf den folgenden Seiten werden einige Fragen und Antworten diskutiert.

Cardiology 1993;82(suppl 1):3–19

H.A. Hoyen
J.S. Alpert

Division of Cardiovascular Medicine, University of Massachusetts Medical Center, Worcester, Mass., USA

Die Rolle der Angiotensin-Konversionsenzym-Hemmung für die Therapie von Patienten mit Hypertonie und Herzinsuffizienz

Role of Angiotensin-Converting Enzyme Inhibition in the Management of Patients with Hypertension and Heart Failure

Schlüsselwörter
ACE-Hemmer
Angiotensin II
Hypertonie-Therapieschema

Einleitung

Durch die Ergebnisse der kontrollierten Studien aus den späten 50er und den 60er Jahren wurde die Frage, ob eine mässig schwere bis schwere Hypertonie behandlungsbedürftig sei, eindeutig geklärt. Die mit der Veterans Administration zusammenarbeitenden Studiengruppen dokumentierten, dass ein Absenken des erhöhten Blutdrucks zu einer signifikant niedrigeren, durch Schlaganfall, Herz- und Niereninsuffizienz bedingten, Mortalitätsrate führte [1]. Über den Zeitraum der folgenden 30 Jahre hinweg kam es durch die ausgedehnte Entwicklung pharmakologischer Modalitäten zur Einführung von vier grossen Klassen antihypertensiv wirkender Medikamente. Die Wirksamkeit von Betablockern, Kalziumantagonisten, Diuretika und Angiotensin-Konversionsenzym (ACE)-Hemmern war dadurch bewiesen, dass bei 50–60% der Patienten durch eine Monotherapie der Blutdruck ausreichend kontrolliert werden konnte; durch eine Kombinationstherapie erhöhte sich der Prozentsatz auf 75%; bei den verbleibenden 25% der Patienten war eine Multisubstanz (> 3)-Therapie erforderlich [2]. Während noch vor 10 Jahren die wesentliche Zielrichtung darin bestand, die Hypertonie an sich zu behandeln, hat man in den 90er Jahren zunehmend die Aufmerksamkeit darauf gerichtet, welche dieser Substanzen an welche Patienten verabreicht werden sollten. Heute werden Nebenwirkungs-

H.A. Hoyen, MD
Division of Cardiovascular Medicine
University of Massachusetts Medical Center
55 Lake Avenue North
Worcester, MA 01655 (USA)

profile, Patienten-Compliance, systemische Effekte und Veränderungen am Ziel/End-Organ als wichtige Punkte mit in Betracht gezogen. Ein Arzt sollte Unterschiede und potentielle Vorteile der verschiedenen antihypertensiv wirkenden Medikamente kennen. Eine Gruppe der neueren Substanzen, die ACE-Hemmer, ist nicht ausschliesslich in der Blutdruckkontrolle wirksam, sondern hat auch zu einem besseren Verständnis von Komponenten und Regulationen im Zusammenhang mit dem Blutdruck geführt. Der Ausdruck Renin wurde das erste Mal 1898 angewendet, als Tigerstedt und Berman entdeckten, dass Rohextrakte von Nieren in Salzlösung eine blutdruckerhöhende Substanz enthielten. Nahezu 50 Jahre später berichteten argentinische und amerikanische Untersucher gleichzeitig, dass es sich bei Renin um ein Enzym mit einem Plasmaprotein als Substrat und bei dem Produkt daraus um die eigentliche blutdruckerhöhende Substanz handelte. Durch Kombination von Braun-Menedez's Hypertensin mit dem Angiotonin von Page/Helmer entstand – 20 Jahre später – Angiotensin. In den 50er und 60er Jahren wurden dann die verschiedenen Komponenten und Funktionen des Renin-Angiotensin (RA)-Systems aufgeklärt. Es konnte gezeigt werden, dass durch den enzymatischen Abbau des Dekapeptids Angiotensin I durch ein ACE das aktive Oktapeptid Angiotensin II entsteht. Später dann wurde von Gross dargelegt, dass über die Regulation der Aldosteronsekretion das RA-System das Wasser- und Elekrolytgleichgewicht aufrecht erhält und auf diesem Weg Blutvolumen und -druck reguliert.

Die Entdeckung der ACE-Hemmer war sozusagen ein unerwartetes zusätzliches Ergebnis aus einer Giftanalyse der Lanzenotter. Aus den Arbeiten von Ferreira und nachfolgend durch Erdos folgerte man, dass in dem Gift enthaltende Faktoren inhibierend auf ein Enzym einwirken, das Bradykinin inaktiviert und Angiotensin II synthetisiert. Diese Faktoren wurden BPF (bradykinin potentiating factors) genannt. Etwas später wurde ein synthetisches BPF, das Teprotid, als erster ACE-Hemmer bei Patienten eingesetzt, um den Blutdruck zu senken und die Herzinsuffizienz zu mildern. In den 70er Jahren beendeten dann Cushman und Ondetti die Suche nach einer oral wirksamen Substanz, als sie zeigen konnten, dass bestimmte Succinylaminosäuren die Fähigkeit besitzen, das Konversionsenzym zu hemmen. Diese Aminosäurenreste stimmten im wesentlichen mit dem Anteil von Angiotensin I überein, der vom Konversionsenzym abgespalten wurde [3]. Danach folgte die Einführung von Captopril als erstem wirksamem oralem ACE-Hemmer. In den vergangenen 10 Jahren wurde die Rolle des RA-Systems für die Aufrechterhaltung von Blutdruck und Volumen exakter beschrieben, und eine neue Klasse wirksamer Antihypertensiva konnte entstehen.

Pathophysiologie des RA-Systems bei Hypertonie

Im Zusammenhang mit der Kontrolle des arteriellen Blutdrucks sind gegenwärtig viele Aspekte bekannt. Aus wissenschaftlicher Sicht bestehen die Blutdruckkomponenten aus Widerstand und Fluss. Physikalisch gesehen ist der Blutdruck ein leicht zu messender und häufig aufgezeichneter vitaler Parameter. Und aus medizinischer Sicht wiederum ist ein erhöhter Blutdruck leicht zu diagnostizieren und mit den verschiedendsten pharmakologischen Substanzen erfolgreich unter Kontrolle zu bringen. Hoher Blutdruck kommt recht häufig vor; nahezu 25% der Bevölkerung sind Hypertoniker. So kann man den Eindruck gewinnen, dass eine Blutdruckkontrolle im Normalfall ein gut durchdachtes Konzept ist, leider ist aber die Pathogenese der Hypertonie immer noch nicht endgültig geklärt [4].

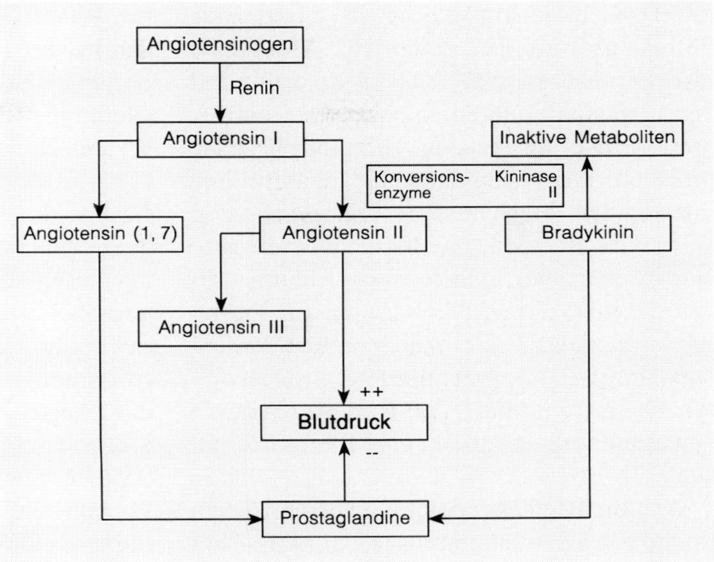

Abb. 1. Wirkungsschema des RA-Systems.

Angespornt von den 4–5% der Patienten, die unter der sekundären, der renal bedingten, Hypertonie leiden, entwickelten die Untersuchergruppen zuerst ein renales Modell zur Hypertonie. Das RA-System wurde als ein mächtiges Regulativ für das Blutvolumen entdeckt. Durch die Entwicklung der ACE-Hemmer konnte die Wechselwirkung zwischen den verschiedenen neuroendokrinen und renalen Funktionen des RA-Systems besser verdeutlicht werden. Im Augenblick ist die vorherrschende Meinung, dass dem RA-System eine grosse Rolle in der Pathogenese der essentiellen Hypertonie zukommt.

Die einzelnen Bestandteile und das Wirkungsschema des RA-Systems sind gut dokumentiert worden (Abb. 1). Das Enzym Renin startet den komplexen Reaktionsablauf, indem es Angiotensinogen in das inaktive Angiotensin I umwandelt. Im nächsten Schritt spaltet das ACE vom Carboxylende des Angiotensins I zwei Endgruppen ab, und es entsteht das aktive Oktapeptid Angiotensin II. Im weiteren Verlauf bauen Aminopeptidasen dann Angiotensin II in das weniger aktive Angiotensin III und weitere kleinere inaktive Moleküle um. Es sei an dieser Stelle angemerkt, dass dem Konversionsenzym noch weitere Funktionen zukommen, so die enzymatische Inaktivierung von Bradykinin, Enkephalin und Substanz P. Während der Untersuchungen über die Wirkungen der ACE-Hemmer entdeckten Chappell et al. einen zusätzlichen Stoffwechselweg für Angiotensin II. Angiotensin N-(1–7) vermag über die Stimulierung der Bildung von vasodilatatorischen Prostaglandinen auch den arteriellen Tonus zu kontrollieren, Obwohl im RA-System an verschiedenen Stellen eingegriffen werden kann, hat sich doch gezeigt, dass Renin für die Bildung von Angiotensin II das geschwindigkeitsbestimmende Enzym ist. Im allgemeinen aktiviert eine Reduktion von Blutdruck oder Blutvolumen das RA-System. Ein extrarenaler und zwei intrarenale Mechanismen fördern diese Interaktion. Der erste intrarenale Mechanismus betrifft den renalen Perfusionsdruck. Ein erniedrigter Widerstand in den präglomerulären Gefässen stimuliert den juxtaglomerulären Apparat zur Reninsekretion. Die am distalen Tubulus gelegenen Macula-densa-Zellen sind für den zweiten intrarenalen Mechanismus von Bedeutung. Wird von der Macula densa eine niedrige Natriumkonzentration registriert, dann werden die juxtaglomerulären Zellen zur Reninsekretion stimuliert. Letztlich enthält der juxtaglomeruläre Apparat adrenerge β_1-Rezeptoren. Die Aktivierung dieser Rezeptoren durch den Sympathikus bewirkt eine Renin-Freisetzung [3].

Angiotensin II kann auf die verschiedenen Stufen der Volumenhomöostase Einfluss nehmen, weil sowohl die Bestandteile des RA-Systems als auch die Angiotensin-II-Rezeptoren in nahezu allen Organen identifiziert wurden [5–9]. Die biologische Aktivität von Angiotensin II wird bestimmt durch die systemische und lokale Aktivität der Regulationsenzyme, die Rezeptorverfügbarkeit, die Proteinverbindung sowie durch die Internalisierung durch die Targetzellen. Deshalb ist es nicht möglich, eine Korrelation der Aktivität des RA-Systems mit der Konzentration eines einzigen Regulationshormons herzustellen [10]. Die Einflussnahme des RA-Systems auf den Blutdruck kann am besten dargestellt werden, indem man die direkten und indirekten Aktionen von Angiotensin II beurteilt. Die lokalen und systemischen Effekte von Angiotensin II auf die Niere, die Nebenniere, das nervöse und kardiovaskuläre System tragen zur Kurzzeit- und Langzeitregulation des Blutdrucks bei.

Von Guyton [12] wurde der Einfluss von Angiotensin auf die Natriumionenkonzentration und die renale Ausscheidungskapazität betont und diese als die hauptsächlichen Faktoren für die Langzeitregulation des Blutdrucks benannt. Ein erhöhter totaler peripherer Widerstand für sich allein kann keine chronische Hypertonie bewirken, wenn ein normales Natriumgleichgewicht vorliegt. Bei allen hypertensiven Patienten liegt aber eine verschlechterte renale Ausscheidungsfähigkeit vor, und deshalb ist bei ihnen eine verstärkte, durch den renalen Plasmadruck bedingte Natriurese erforderlich, um das Natriumgleichgewicht zu erhalten. Daraus resultiert als Folge ein erhöhter systemischer arterieller Blutdruck. Die Ätiologie der Beziehung erhöhter Druck/Natriurese wird bei Patienten mit Nierenerkrankungen oder mit erhöhten Spiegeln der antinatriuretischen Hormone deutlich erkennbar. Nach Hall [11] ist die Wirkung von Angiotensin II auf die Konstriktion der efferenten Arteriole und die tubuläre Reabsorption verantwortlich für die durch erhöhten Druck bedingte Natriurese bei essentieller Hypertonie. Durch eine Verringerung des hydrostatischen Drucks und gleichzeitige Erhöhung des kolloidosmotischen Drucks in den peritubulären Kapillaren kommt es durch die Konstriktion der efferenten Arteriolen zu einer vermehrten Flüssigkeitsreabsorption aus dem Niereninterstitium in die Kapillaren. Die daraus resultierende höhere interstitielle Osmolarität bewirkt einen Nettoanstieg der Resorption durch das Tubulusepithel. Angiotensin II wirkt auch direkt steigernd auf die Natriumreabsorption im proximalen Tubulus. Die Aufrechterhaltung des Natriumgleichgewichts geht auf die Kosten eines erhöhten systemischen Blutdrucks. Es ist festgestellt worden, dass diese Effekte am Nierentubulus schon bei ganz geringen Veränderungen der glomerulären Filtrationsrate auftreten; sie treten unabhängig von einer Stimulation durch Aldosteron und den Sympathikus auf. ACE-Hemmer stellen den renalen Plasmafluss und die Ausscheidungskapazität wieder her; hierdurch verhindern sie den durch Angiotensin II vermittelten druckbedingten Natriureseanstieg [11].

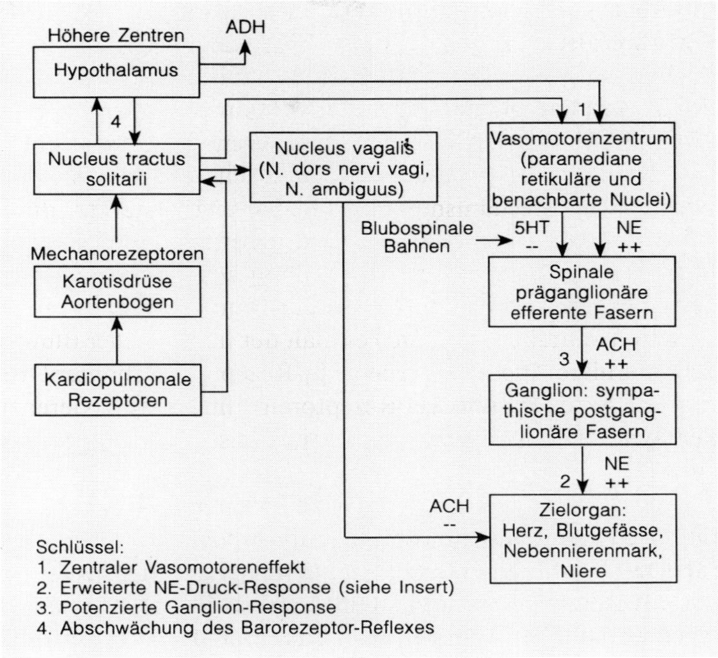

Abb. 2. Beeinflussung von zentralen und peripher neuralen Regulationsabläufen im RA-System.

Der Einfluss des autonomen Nervensystems auf die Regulation des Blutdrucks ist eindeutig definiert. Vom RA-System ist bekannt, dass es ebenfalls zentrale und periphere neurale Regulationsabläufe beeinflusst (Abb. 2) [12]. Ferrario et al. [10] sind der Meinung, dass Angiotensin II seine Langzeitblutdruckkontrolle über neurohumorale Mechanismen ausübt. Im menschlichen Gehirn sind die gesamte Maschinerie für die Angiotensin-II-Synthese wie auch Angiotensin-II-Rezeptoren vorhanden. Durch den Einsatz von ACE-Hemmern hat man auf der Dorsalseite der Medulla oblongata signifikante ACE-Aktivitäten feststellen können [13]. Angiotensin II kann das Gehirn auch über die Area postrema und weitere Bereiche ohne Blut-Hirn-Schranke erreichen. Angiotensin-II-Rezeptoren im Bereich der afferenten Fasern, der Nuclei solitarii und vagi, des Vasomotorenzentrums und der efferenten sympathischen Synapsen machen eine Abschwächung der inhibitorischen Reaktionen der Barorezeptoren in diesen Bereichen möglich. ACE-Hemmer können die sympathische Erregung der peripheren Organe modifizieren, indem sie die vasomotorische Angiotensin-II-Synthese und die für die Barorezeptoren-Wechselwirkung zur Verfügung stehende Angiotensin-II-Nettokonzentration begrenzen [14–17].

Wegen seiner endokrinen Wechselwirkungen stellt das RA-System eine zentrale Schaltstelle für die Blutvolumenhomöostase dar (Abb. 3). Ein erniedrigter renaler Perfusionsdruck und/oder eine reduzierte Plasmanatriumkonzentration stimulieren die Renin-Freisetzung; darauf folgt ein Anstieg der systemischen Angiotensin-II-Bildung. Über seine Rezeptoren in der Zona glomerulosa steigert Angiotensin II direkt und permissiv die Aldosteronsynthese und -freisetzung. Bereits eine ganz geringe Menge Angiotensin II kann

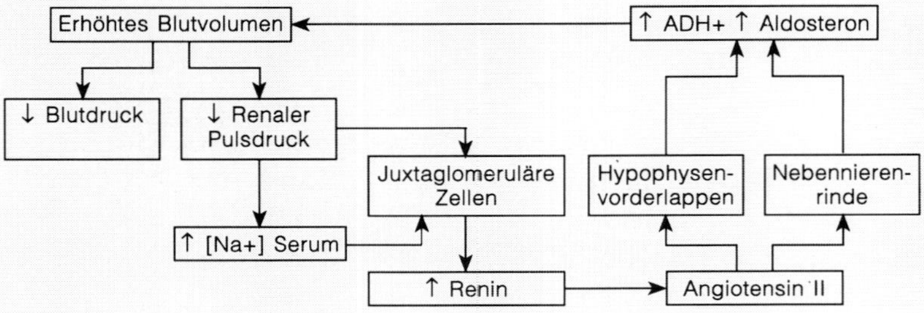

Abb. 3. Darstellung der zentralen Schaltstelle für die Blutvolumenhomöostase im RA-System.

schon ausserordentlich stimulierend wirken [3]. Darüber hinaus besteht die Auffassung, dass Plasmahyponatriämie und -hyperkaliämie die Zahl der Angiotensin-II-Rezeptoren in der Nebennierenrinde erhöhen; dies führt zu einer erhöhten Empfindlichkeit bei Patienten unter salzarmer Diät. In Studien mit Nagetieren ist gezeigt worden, dass sich durch Angiotensin II die ADH-Sekretion über den Sehnerv steigern lässt. Die lokale Angiotensin-II-Bildung im ZNS ist für dieses Ansprechen verantwortlich, da intravenöse Angiotensin-II-Injektionen konsequenterweise keine erhöhte ADH-Freisetzung bewirken [18]. Darüber hinaus ist bekannt, dass eine Angiotensin-II-Injektion in den 3. Ventrikel einen durstauslösenden Effekt hat. Über die Regulation der für das zentrale und renale Wasser und die Elekrolyten verantwortlichen Hormone ist Angiotensin II in der Lage, das Volumen- und Natriumgleichgewicht wirksam zu kontrollieren. ACE-Hemmer können bei einer renovaskulären Hypertonie nicht nur ein aktiviertes RA-System «in Schach halten», sie können darüber hinaus bei essentieller Hypertonie die gestörte hormonelle Response abmildern.

Nachdem sie vorher schon die Bedeutung der lokalen renalen, neuralen und adrenalen RA-Systeme bewiesen hat, sollte eine Diskussion über die Pathophysiologie der Hypertonie auch die kardiovaskuläre Bildung und die direkten Effekte von Angiotensin II beinhalten. In biochemischen Untersuchungen wurde das Vorhandensein von funktionellen kardiovaskulären RA-Systemen festgestellt [19, 20]. Die Wichtigkeit dieser Angiotensin-II-Bildung wird durch seine direkte Beeinflussung der glatten Gefässmuskulatur deutlich. Angiotensin II wirkt modulierend auf die Funktion, das Wachstum und die Umgebung der glatten Muskulatur ein. Es ist als vasokonstriktorische Substanz nahezu 40mal so potent wie Norepinephrin. Obwohl seine Halbwertszeit kurz ist, führt eine kontinuierliche intravenöse Infusion zu einer andauernden Hypertonie. Vielleicht noch wichtiger als seine vasokonstriktorischen Eigenschaften ist die Fähigkeit von Angiotensin II, die Morphologie von Gefässelementen signifikant zu verändern. Ähnlich wie auch andere Organsysteme adaptiert sich auch das kardiovaskuläre System an lang bestehende abnormale Stimuli. Die verschiedenen einzelnen Komponenten des menschlichen Herz-Kreislauf-

Systems reagieren unterschiedlich auf eine Hypertonie. Während im Herzen eine Hypertrophie der Muskelzellen und eine interstitielle Fibrose zu beobachten sind, spielt zusätzlich für Veränderungen an den Gefässen die Hyperplasie der glatten Muskelzellen eine Rolle [21]. Das Wachstum der glatten Muskelzellen und der Fibroblasten ist nicht einfach nur eine Reaktion auf den erhöhten Blutdruck, sondern es trägt zur Pathophysiologie der Hypertonie bei. Als in Studienergebnissen erstmals beschrieben wurde, dass durch antihypertensive Medikamente eine Wiederherstellung der Gefässveränderungen möglich ist, wurde auch die Rolle der morphologischen Strukturen bei längerfristigen Blutdruckregulierungen besser verstanden [22–25]. Leider ist es aber so, dass sich bei den meisten Patienten nach Therapieende sehr schnell wieder ein hoher Blutdruck einstellt. Bei einem geringen Prozentsatz der Patienten tritt jedoch erst nach einer längeren Zeitspanne wieder hoher Blutdruck auf. Möglicherweise hat die antihypertensive Therapie bei diesen Patienten dauerhaftere gefässumbildende Prozesse bewirkt [26]. Von mehreren Untersuchergruppen wurde gezeigt, dass sich bei spontan hypertensiven Ratten 2 Monate nach Beendigung einer Hydralazin- und Betablockerbehandlung Blutdruck wie auch Gefässcompliance, Kontraktilität und das Wand-Lumen-Verhältnis auf die vor der Therapie gemessenen Werte einstellten. Unter einer Therapie mit ACE-Hemmern dagegen blieben die Blutdruck- und Gefässparameter noch 2 Monate nach Therapieende erhalten. Durch Wegnahme des Drucks, welcher Hyperplasie und Hypertrophie der glatten Muskulatur stimuliert, sind viele Antihypertensiva in der Lage, die Muskelmasse zu reduzieren. Das lokal in den Gefässen gebildete Angiotensin II kann eine Erklärung für die übrigen vaskulären Effekte der ACE-Hemmer sein [27–29]. Man konnte feststellen, dass das lokal in den Gefässen gebildete Angiotensin II direkt mitogen auf die vaskulären glatten Muskelzellen und die Herzmuskelzellen einwirkt [30]. Wird die lokale Angiotensin-II-Bildung ausgeschaltet, vermag ein ACE-Hemmer die Gefässumbildung direkt zurückzuwandeln. Auf welche Weise Antihypertensiva die Fibroblastenproliferation und die Fibrose der Adventitia beeinflussen, ist weniger klar. Von Weber et al. [31] wurde gezeigt, dass bei Hypertonie die glatten Muskelzellen der intramyokardialen Koronarien proliferieren; er betonte jedoch, dass die nach gesteigerter Kollagensynthese auftretende sekundäre myokardiale Fibrose die strukturelle Basis für eine pathologische linksventrikuläre Hypertrophie darstellt. Humorale Faktoren, wie das Aldosteron, Norepinephrin und Angiotensin II, regulieren Proliferation und Wachstum der Fibroblasten, wodurch die Myokardfibrose veranlasst werden kann [31]. In den Gefässwänden spielt sich ein ähnlicher Prozess von Hyperplasie und Hypertrophie ab. Weitergehende Untersuchungen an Tieren und Menschen sind notwendig, um die Faktoren zu identifizieren, die an den Regulationsmechanismen von Wachstum und Proliferation der glatten Muskelzellen, der Herzmuskelzellen und der Fibroblasten beteiligt sind. Danach erst wird es möglich sein, eine sichere Aussage zu machen, ob die ACE-Hemmung einen Einfluss auf die Gefässmorphologie unabhängig von ihren hämodynamischen Wirkungen hat.

ACE-Hemmer kontrollieren die lokale und systemische Angiotensin-II-Bildung wirksam und regulieren hierdurch drucksteigerende und -hemmende Reaktionen des RA-Systems. Die direkten dilatatorischen Effekte der ACE-Hemmer scheinen ebenso wichtig zu sein wie die Dämpfung der Druckmechanismen. Eine Inhibierung des Konversionsenzyms verlangsamt den Bradykininabbau, was möglicherweise eine gesteigerte Synthese der vasodilatatorischen PGI_2 und PGE_2 nach sich zieht. Weiterhin berichteten Ferrario et al. [10], dass unter einer ACE-Hemmung die N-terminale Angiotensinsynthese (1–7) und die Plasmaspiegel erhöht sind. In Zellkultur stimuliert Angiotensin (1–7) die Prostaglandinsynthese [32]. Prostaglandininhibitoren können die vasodilatatorischen Wirkungen von Angiotensin II unterdrücken [33]. In dem Mass, wie sich molekularbiologische Techniken verbessern, werden weitere autokrine, parakrine und neuroendokrine Stoffwechselwege entdeckt werden. Eine individuelle genetische Prädisposition sowie Umwelteinflüsse werden höchstwahrscheinlich dafür bestimmend sein, welche der erwähnten hypertensiven Mechanismen überwiegend exprimiert werden und entsprechend für eine veränderte Volumen- und Druckhomöostase verantwortlich sind.

Antihypertensive Wirksamkeit von ACE-Hemmern in der Klinik

Aus epidemiologischen Studien geht hervor, dass die Mehrheit aller Hypertoniker über 55 Jahre alt ist. Die Hälfte dieser schnell anwachsenden Populationsgruppe hat einen erhöhten Blutdruck (> 140/90 mm Hg). Dies hat bedeutende Konsequenzen für die Therapie, denn diese Patienten neigen eher zu Begleiterkrankungen und deren Folgen sowie zu hypertoniebedingten Komplikationen. Die Verfassung eines Patienten aus medizinischer Sicht beeinflusst die vom Arzt zu treffende Wahl des Antihypertensivums. Von Tifft [34] wurde eine geeignete Vorgehensweise für die Behandlung von hypertensiven Patienten ermittelt (Abb. 4). Die ideale antihypertensiv wirkende Substanz sollte die Funktionen von Herz, Niere und zentralem Nervensystem, die Belastungstoleranz sowie den Glukose- und Lipidstoffwechsel verbessern oder zumindest stabil halten [34]. Obwohl es natürlich schwierig ist, ein Medikament mit solchen Eigenschaften zu finden, besteht durch eine individuell abgestimmte antihypertensive Therapie die Möglichkeit, mögliche Nebenwirkungen zu minimieren.

Beim Überprüfen der verschiedenen Interaktionen von ACE-Hemmern wird klar, welche Indikationen ACE-Hemmer haben. Die ersten ACE-Hemmer wurden bei hohen Reninkonzentrationen, wie sie bei renovaskulärer Hypertonie vorliegen, als wirksam befunden [35, 36]. Bevor es eine ACE-Hemmer-Therapie gab, musste eine vasokonstriktionsbedingte Hypertonie als pharmakologisch resistent betrachtet werden. Während der darauf folgenden 20 Jahre ist eine Anzahl ACE-Hemmer entwickelt worden – Captopril, Enalapril, Lisinopril, Benazepril, Quinapril, Perindopril und Cilazapril.

Die klinische Wirksamkeit von ACE-Hemmern hat sich immer mehr ausgeweitet. Nachdem gesichert war, dass ACE-Hemmer auch die volumenbedingte Hypertonie kontrollieren, wurde sie als Antihypertensiva der ersten Wahl klassifiziert [37]. Die verschiedenen ACE-Hemmer weisen ein günstiges Nebenwirkungsprofil auf und wirken sich positiv auf die Lebensqualität aus, was sie von anderen First-line-Antihypertensiva unterscheidet. Ein zusätzlicher Vorteil liegt darin, dass ein Patient, der einen ACE-Hemmer genommen hat, nach Absetzen der Substanz nicht mit einer Rebound-Hypertonie zu rechnen hat. Zum gegenwärtigen Zeitpunkt gibt es noch keine eindeutigen Aussagen über einen bestimmten ACE-Hemmer mit dem besten Wirksamkeits- und Sicherheitsprofil [38–40]. Die Substanzen haben unterschiedliche Molekülstrukturen und Eigenschaften; deshalb scheint eine Klassifikation ähnlich der Betablocker möglich.

Während andere Substanzen metabolische Parameter sehr nachteilig verändern können, gibt es unter ACE-Hemmer-Therapie nur minimale Stoffwechselinteraktionen. Durch Diuretika können das Gesamtcholesterin und die Triglyzeride ansteigen, während unter einigen Betablockern die Triglyzeride ansteigen und das HDL-Cholesterin abnehmen kann. ACE-Hemmer haben kaum Einfluss auf die Lipide; deshalb leisten sie auch einer Atherosklerose keinen Vorschub. Während Diuretika und auch Betablocker die Diabeteskontrolle verändern können, verschlechtert sich unter ACE-Hemmern die Glukosetoleranz nicht. Weiterhin konnten einige Studien zeigen, dass eine ACE-Hemmung die Insulinresistenz, die diabetische renale Insuffizienz und die Proteinurie günstig beeinflussen kann [40]. Werden ACE-Hemmer verabreicht, ist es möglich, eine durch Diuretika induzierte Hypokaliämie und die damit verbundenen kardialen Schädigungen zu vermeiden. Eine sekundäre Dyslipidämie, eine verschlechterte Glukosetoleranz sowie die Hypokaliämie bestätigen die Tatsache, dass durch die konventionelle antihypertensive Therapie das Risiko der koronaren Herzkrankheit nicht vermindert wird. Die Stoffwechselparameter sind sehr bedeutend, wenn man bedenkt, dass eine 1%ige Reduzierung des Gesamtcholesterins mit einer 2%igen Abnahme der koronaren Herzkrankheit korrespondiert. Wir machen an dieser Stelle darauf aufmerksam, dass die Studiendauer, eine übermässige Blutdruckreduzierung sowie die Pathogenese der koronaren Herzkrankheit für die Beurteilung des Risiko-Nutzen-Verhältnisses in Betracht gezogen werden sollten [41].

Nach der Stufentherapie der Hypertonie wird für resistente Fälle eine Kombinationstherapie empfohlen. Die zusätzliche Gabe eines Diuretikums zu einer ACE-Hemmer-Monotherapie konnte sowohl die Response-Rate als auch das Ausmass der Senkung des diastolischen Blutdrucks um 40% verbessern. Thiaziddiuretika und salzarme Diät führen zu einer Wirksamkeitssteigerung der ACE-Hemmer, da das RA-System aktiviert wird. Ein ACE-Hemmer ist auch in der Lage, diuretikainduzierte Hypokaliämien, Glukoseintoleranzen und Dyslipidämien rückgängig zu machen. Obwohl Menschen mit schwarzer Hautfarbe im allgemeinen nur mässig auf eine ACE-Hemmer-Monotherapie ansprechen, können sie mit einer Kombinationstherapie doch auch eine entsprechend hohe Besserung erfahren [42, 43].

Im frühen Stadium einer essentiellen Hypertonie schwächt die der Autoregulation unterliegende Konstriktion des Vas afferens den Effekt des erhöhten systemischen Blutdrucks ab; deshalb wird ein normaler glomerulärer Druck aufrechterhalten. Bedauerlicherweise führen aber bei einer langandauernden Hypertonie, bei Erkrankungen der Nierengefässe und bei Hyperfiltration die Anpassungsreaktionen zu einer glomerulären Hypertonie und zu einem verminderten renalen Plasmafluss.

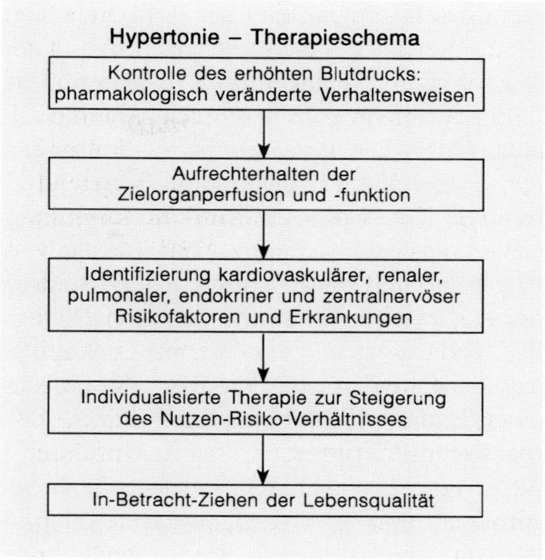

Abb. 4. Vorgehensweise für die Behandlung von hypertensiven Patienten [34].

Auf glomeruläre und tubuläre Ischämien folgt die Zerstörung des Nephrons nach. Wenn der Verlust von Nephronmasse eine kritische Grenze erreicht, kommt es zur Niereninsuffizienz [44, 45]. Viele Antihypertensiva senken den glomerulären Druck, indem sie den systemischen Druck vermindern. ACE-Hemmer stellen zusätzlich den renalen Plasmafluss wieder her und steigern durch Rücksteuerung der Angiotensin-II-vermittelten Konstriktion des Vas efferens und der Glomerulumkapillaren den Ultrafiltrationskoeffizienten [46]. In einer Studie mit Patienten mit eingeschränkter Nierenfunktion waren bei denen, die mit ACE-Hemmern behandelt wurden, stabile Serumkreatininspiegel nachzuweisen, während die konventionell therapierte Kontrollgruppe über 1 Jahr einen fortlaufenden Anstieg des Serumkreatinins zeigte [47]. Bei mässig eingeschränkter Nierenfunktion wurde von Bauer nach 3jähriger ACE-Hemmer-Therapie ein 33%iger Anstieg der Inulin- und ein 47%iger Anstieg der PAH-Clearance berichtet. Serumkreatinin, die Kreatinin-Clearance und die Proteinurie verbesserten sich in ähnlicher Grössenordnung. Dieser renale Schutzeffekt war auch bei einer Hypertonie in Zusammenhang mit einer mässig schweren bis schweren Erkrankung des Nierenparenchyms zu beobachten [46]. Von Flamenbaum [48] kommt die Feststellung, dass eine 1%ige Veränderung der Lebensqualität nahezu einer Reduzierung des diastolischen Blutdrucks um 10 mm Hg entspricht. Die Analyse des Kosten-Nutzen-Verhältnisses für eine Hypertoniebehandlung hat sich über die alleinige Blutdruckreduzierung hinaus ausgedehnt und schliesst auch körperliche Verfassung, emotionale Stabilität, Sexualfunktion, Arbeitsleistung und Belastungsfähigkeit, kognitive Funktionen sowie allgemeines Wohlbefinden mit ein. Manchmal erweist es sich für Patienten recht schwierig, auch eine nur leichte Nebenwirkung eines Medikaments zu akzeptieren, wenn sie zuvor asymptomatisch waren. Die Lebensqualität ist auch von Croog et al. [49] als wesentlicher Faktor untersucht worden. Bei ihren mit Captopril behandelten Patienten kam es zu 40–60% weniger Therapieabbrüchen als in der Gruppe, die mit Methyldopa und Propranolol therapiert wurde. Nach einer 24wöchigen Behandlungszeit war als Resultat eine signifikante Verbesserung hinsichtlich des allgemeinen Wohlbefindens, der körperlichen Symptome, der Arbeitsleistung, der Zufriedenheit und der kognitiven Funktionen verglichen mit Methyldopa festzustellen. Im Vergleich mit Propranolol wurde auch ein günstigeres Ergebnis, was das allgemeine Wohlbefinden, die körperlichen Symptome und die sexuelle Dysfunktion betrifft, erzielt. Obwohl sich die zusätzliche Gabe eines Diuretikums bei allen Patienten negativ auswirkte, verbesserte sich bei den Patienten, die Captopril nahmen, die Lebensqualität noch weiter [49]. Für weitere Studien auf diesem Gebiet bestehen klare Indikationen. Eine Langzeitevaluierung der Therapie und ihre Auswirkungen auf die Lebensqualität in verschiedenen Populationsgruppen müssen eingehender untersucht werden.

Nebenwirkungen

Gleichzeitig mit der Etablierung der klinischen Wirksamkeit von ACE-Hemmern traten auch entsprechende Nebenwirkungen deutlicher zutage. Das Nebenwirkungsprofil der ACE-Hemmer kann in drei Bereiche unterteilt werden: Nebenwirkungen, die durch die ACE-Hemmung direkt entstehen, Klasseneffekte unbekannter Ätiologie und Reaktionen, die unter sehr hoher Dosierung auftreten. Übermässige Hypotonie, Hyperkaliämie und Verschlechterung der Nierenfunktion zählen zu den direkten physiologischen Folgen einer ACE-Hemmung. Obwohl das

Therapieziel die Blutdrucksenkung ist, kann bei schwer hypertensiven Patienten eine hochgradige Hypotonie auftreten. Hyponatriämie, Hypoalbuminämie, Volumenverlust, eine Nierenarterienstenose, Herzinsuffizienz und eine Nierendialyse erhöhen die Reninspiegel, wodurch bei diesen Patienten die Empfindlichkeit für ACE-Hemmer gesteigert wird und es zu einer First-dose-Hypotonie kommen kann [44, 50]. Bei Patienten mit chronischer Herzinsuffizienz lässt eine Hyponatriämie eine ACE-Hemmer-induzierte Hypotonie vorhersagen [51]. Jenkins [52] berichtete, dass bei 5% der schwer hypertensiven Patienten hypotensive Phasen auftraten; aber nur 0,6% davon brachen die ACE-Hemmer-Therapie wegen der Hypotonie ab. Aus einer Studie von Giles et al. [70] geht hervor, dass 3% der herzinsuffizienten Patienten hypoton wurden. Werden die zugrundeliegenden Störungen im Elektrolytgleichgewicht behoben und eine niedrigdosierte ACE-Hemmer-Therapie begonnen, dann kann eine Hypotonie vermieden werden.

Weil die ACE-Hemmer die Aldosteronsekretion vermindern, kann der Körper möglicherweise Kalium nur ungenügend ausscheiden. Unter einer ACE-Hemmer-Therapie wird im allgemeinen ein geringer Serumkaliumanstieg um 0,1–0,2 mmol/l bemerkt. Ein solcher minimaler Anstieg kann sich für die Zona glomerulosa in der Weise bemerkbar machen, dass die Aldosteronspiegel tatsächlich während einer ACE-Hemmer-Therapie abnehmen [53]. Obwohl es bei weniger als 1% der Patienten wegen einer Hyperkaliämie als erstem Grund zu einem ACE-Hemmer-Therapieabbruch kam, tritt eine Hyperkaliämie viel häufiger bei Niereninsuffizienz, diabetischer Nephropathie, Kaliumsubstitution, kaliumsparenden Diuretika und nach mehrfachen Transfusionen auf [50, 54, 55]. Wenn solche Situationen gegeben sind, sollten die Kaliumsubstitution vor der ACE-Hemmer-Therapie abgebrochen und die Kaliumspiegel nach Therapiebeginn überwacht werden. Durch Substanzwechselwirkungen mit nichtsteroidalen antiinflammatorischen Substanzen, mit Heparin, Cyclosporin und einigen Betablockern kann sich der Serumkaliumspiegel noch weiter erhöhen [44]. Wie bereits erwähnt, spielt das RA-System für die renale Hämodynamik eine komplexe Rolle. Es ist hinreichend bekannt, dass ACE-Hemmer bei Patienten mit beidseitiger Nierenarterienstenose oder arterieller Stenose nur einer Niere eine akute Niereninsuffizienz auslösen können [50, 54, 56]. In solchen Fällen ist das poststenotische Vas afferens maximal dilatiert: der glomeruläre hydrostatische Druck und die Filtrationsrate werden durch die Konstriktion des Vas efferens aufrechterhalten. Es gibt auch Beobachtungen, dass ACE-Hemmer in anderen Fällen als einer Nierenarterienstenose eine Verschlechterung der Nierenfunktion bewirken.

Angiotensin II gewährleistet bei Herzinsuffizienz und niedriger Natriumkonzentration den intraglomerulären Druck. Aus einer prospektiven Studie lässt sich schliessen, dass ein Drittel der Patienten mit chronischer Herzinsuffizienz nach einer ACE-Hemmer-Therapie azotämisch wurden. Es wurde jedoch geschlussfolgert, dass eine Diuretikatherapie und der Natriummangel die hauptsächlichen Faktoren für die Niereninsuffizienz nach der ACE-Hemmer-Therapie waren [57]. Bei hypertensiven Patienten, bei denen eine verschlechterte Nierenfunktion nicht mit der systemischen Blutdrucksenkung erklärt werden kann, wird diese auch der begleitenden Diuretikatherapie zugeschrieben [50]. Bei solchen Hochrisikopatienten ist es empfehlenswert, die Diuretikatherapie abzubrechen, die Salzaufnahme zu steigern und nach Beginn der ACE-Hemmer-Therapie das Serumkreatinin zu überwachen.

Der Mechanismus des ACE-Hemmer-induzierten Hustens und Angioödems ist im wesentlichen nach wie vor ungeklärt, aber man vermutet den Einfluss des Konversionsenzyms auf die Kininsynthese als den Initialschritt. Von Bradykinin und den Prostaglandinen ist bekannt, dass sie die myelinfreien Vagus-afferenten C-Fasern und Typ-J-Rezeptoren stimulieren, worauf eine Freisetzung von inflammatorischen Neuropeptiden erfolgt. Bucca et al. [58] sind der Meinung, dass eine Kininakkumulation in ausserhalb des Thorax befindlichen Schleimhäuten der Luftwege zu einer Entzündung der Atemwege, zu Hyperreagibilität und Husten führt. Eine bronchiale Hyperreagibilität kann ebenso für den ACE-Hemmer-induzierten Husten verantwortlich sein [58, 59].

Ein trockener, durch ACE-Hemmer verursachter Husten ohne Auswurf tritt mit einer Häufigkeit von etwa 0,5–19% auf. In vielen der grösseren Studien wurden Häufigkeitsraten von 1–2% berichtet, während demgegenüber aus kleineren Studien höhere Inzidenzraten bestimmt wurden [60]. Ohne das Hustenvorkommen in Betracht zu ziehen, wird Husten von ACE-Hemmern dosisunabhängig induziert, tritt bereits frühzeitig während einer Therapie auf, ist mit Hustenblockern oder Bronchodilatatoren nicht behandelbar und klingt nach Beendigung der Therapie wieder ab. Weitergehende Untersuchungen und eine sorgsame Beobachtung der respiratorischen Symptome sind angezeigt. Obwohl Angioödeme nur mit einer Häufigkeit von 0,2% auftreten, können sie fatal sein. In einem solchen Fall muss der ACE-Hemmer sofort abgesetzt werden. Für das Entstehen eines Angioödems wurde ein immunitätsunabhängiger Mechanismus mit lokaler Inhibierung der Kinininaktivierung postuliert [50].

Die Inzidenz von Proteinurie, Leukopenie, Hautausschlag und Geschmackstörungen steigt unter hochdosierter Captopriltherapie an. Mit einer angepassten Dosierung und dem Wechsel auf einen anderen ACE-Hemmer fällt die Inzidenz von Proteinurie und Leukopenie auf weniger als 1% ab. Es bestand die Vermutung, dass die Sulfhydrylgruppe am Captoprilmolekül dafür verantwortlich ist; letzlich ist dies aber niemals bewiesen worden [50, 52].

ACE-Hemmer bei Herzinsuffizienz

Auch wenn man eine Herzinsuffizienz ganz einfach als die Unfähigkeit des Herzens, die gewebespezifischen metabolischen Anforderungen zu erfüllen, betrachten kann, so stellen sich doch Ätiologie und Pathophysiologie einer Herzinsuffizienz als sehr komplex dar. Es gibt eine ganze Anzahl von akuten und chronischen Prozessen, die eine Herzinsuffizienz versursachen können. Die dem Körper zur Verfügung stehenden Kompensationsmechanismen können eine Herzinsuffizienz durch eine Steigerung der myokardialen Arbeitsbelastung und eine Abnahme des Sauerstoffangebotes noch verschlimmern. Die Fähigkeit des RA-Systems, in die neurohumorale Aktivierung, die kardiale Hypertrophie und möglicherweise auch die Herzkammerdilatation modulierend einzugreifen, stellt für die Pathophysiologie der Herzinsuffizienz ein Schlüsselelement dar.

Ein erhöhter Sympathikustonus und eine gesteigerte Aktivität des RA-Systems sind die wesentlichen Komponenten der neurohumoralen Aktivierung. Der sympathische Einfluss auf das Herz und das periphere Gefässsystem bewirkt einen erhöhten peripheren Widerstand, eine abnehmende Gefässcompliance, eine Blutflussneuverteilung, eine erhöhte Kontraktilität des Herzens, eine gesteigerte Herzfrequenz und potentielle arrhythmische Effekte [61]. Chidsey et al. [62, 62b] haben nachgewiesen, dass die Plasmanorepinephrinspiegel bei Herzinsuffizienz erhöht sind. Das RA-System wirkt nicht nur synergistisch mit dem Sympathikus, sondern verschlimmert auch die Formen der Herzinsuffizienz. Angiotensin II verursacht pathologische Strukturveränderungen am Myokard und den Gefässen, Salz- und Wasserretention, eine Abnahme des renalen Blutflusses und Veränderungen der neuralen Weiterleitung [63]. Die klinische Wirksamkeit von ACE-Hemmern stellt einen indirekten Beweis der RA-Aktivierung bei Herzinsuffizienz dar. Fortschrittliche Untersuchungsassays in der Biochemie und mit Zellkulturen werden aller Wahrscheinlichkeit nach zeigen, dass eine direkte Beziehung zwischen einer Herzinsuffizienz und der Stimulierung des lokalen RA besteht. Die Bedeutung der neurohumoralen Aktivierung wird in einem Follow-up-Bericht der CONSENSUS-Studie herausgestellt, aus dem hervorgeht, dass eine positive Korrelation zwischen den Norepinephrinbasiswerten, Angiotensin II, Aldosteron und den atrialen natriuretischen Peptidspiegeln und der Mortalität in der Plazebogruppe, nicht aber in der Enalaprilgruppe, besteht [64].

Normalerweise reagiert das überlastete Herz anfangs mit einer Frank-Starling-Dilatation und nachfolgend mit einer Hypertrophie der Herzmuskelzellen. Diese kompensatorische Hypertrophie wird von Veränderungen der extrazellulären Matrix und einer Myokardfibrose begleitet. Als erstes macht sich eine diastolische Dysfunktion bemerkbar; später folgt mit der Kammerdilatation die systolische Dysfunktion. Weil das RA-System die interstitielle Fibrose und die Zellproliferation fördert, muss es als entscheidendes Element der pathologischen linksventrikulären Hypertrophie gesehen werden [31, 65]. Die linksventrikuläre Hypertrophie ist ein Prognosefaktor bei Herzinsuffizienz, Hypertonie und koronarer Herzkrankheit [65]. Wenn auch dem Einsatz einer kombinierten Vasodilatatorentherapie ein günstiger Einfluss auf die Hämodynamik und das Langzeitüberleben bei chronischer Herzinsuffizienz zugeschrieben wurde, so haben sich jetzt die ACE-Hemmer als eine genauso wirksame und vielleicht besser verträgliche Substanzklasse herausgestellt [66, 67]. Herzinsuffiziente Patienten erfahren einen signifikanten hämodynamischen und symptomatischen Nutzen, wenn das stimulierte RA-System inhibiert worden ist (Tabelle 1). Durch Abschwächen des Sympathikuseinflusses, Wiederherstellen der ventrikulären Strukturen, Verbesserung der metabolischen Parameter, Stabilisierung der Nierenfunktion und Regulierung der Spiegel des natriuretischen Hormons sind ACE-Hemmer über eine Vasodilatation hinaus zur Verbesserung des myokardialen Sauerstoffangebots und der Arbeitsbelastung nützlich [20, 63].

In einer plazebokontrollierten Studie von Sharpe [68] erfuhr die mit ACE-Hemmern

Tabelle 1. Vorteile der ACE-Hemmer bei Herzinsuffizienz

Hämodynamische Effekte
1. Steigerung der linksventrikulären Auswurffraktion
2. Verminderte linksventrikuläre systolische und diastolische Wandspannung
3. Steigerung des Herzminutenvolumens
4. Erhöhter Herzindex
5. Erhöhter Schlagindex
6. Minderung des mittleren pulmonalen Kapillarverschlussdruckes
7. Erniedrigte Herzfrequenz
8. Verringerter systemischer Gefässwiderstand
9. Verminderter rechtsatrialer Druck
10. Reduzierter Herz-Thorax-Index

Symptomatische Effekte
1. Verbesserung der NYHA-Funktionsklasse
2. Grössere Belastbarkeit
3. Verbesserte Lebensqualität
4. Mildere Symptomatik der Herzinsuffizienz
5. Reduzierte Sterblichkeit

behandelte Gruppe eine signifikante funktionelle Verbesserung bezüglich der NYHA-Klasse, der ergometrischen Belastungsdauer und der Lebensqualität.

Im Vergleich zur Plazebogruppe war in der mit ACE-Hemmern behandelten Gruppe echokardiographisch eine signifikante Reduktion der linksventrikuären enddiastolischen und endsystolischen Dimensionen zu beobachten. Darüber hinaus zeigte die Mehrheit der mit ACE-Hemmern therapierten Patienten verbesserte hämodynamische Werte, während demgegenüber in der Plazebogruppe kaum Veränderungen entstanden [68]. In weiteren Studien konnten ähnliche Langzeitverbesserungen nachgewiesen werden [69, 70]. Endgültige Ergebnisse erzielte die CONSENSUS-Studie. Es handelte sich um die erste grosse, doppelblinde Studie, in der gezeigt wurde, dass ACE-Hemmer die mit Herzinsuffizienz im Zusammenhang stehende Mortalität senken können [71].

Aus Vergleichsstudien kamen Hinweise, dass ACE-Hemmer bestimmte Eigenschaften haben, die mit anderen Vasodilatatoren nicht gesehen wurden. Rouleau et al. [66] zeigten, dass Captopril, Hydralazin und Prazosin in gleicher Weise die linksventrikuläre Funktion verbesserten, aber nur durch Captopril wurde der myokardiale Sauerstoffverbrauch signifikant gesenkt. Im Vergleich mit Prazosin betonten Mettauer et al. [72] ausdrücklich die vorteilhaften Einflüsse der ACE-Hemmer auf renale und neurohumorale Mechanismen: signifikant gesteigerte Kreatinin-Clearance und Natriumausscheidung und niedrigere Norepinephrin-, Epinephrin- und Aldosteronspiegel. Sie wiesen darüber hinaus nach, dass die systemische RA-Basisaktivierung den nicht vorhandenen renalen Einfluss von Prazosin erklären kann [72]. Bei herzinsuffizienten Patienten ist die verschlechterte Nierenfunktion durch einen zu geringen renalen Blutfluss bedingt [73]. ACE-Hemmer stabilisieren die Nierenfunktion, indem sie den renalen Blutfluss verbessern. In einer doppelblinden Cross-over-Studie mit Nifedipin versus ACE-Hemmer zeigte sich, dass der Einsatz von ACE-Hemmern bei herzinsuffizienten Patienten mit dilatierter Kardiomyopathie hämodynamische und symptomatische Vorteile hat. Die mit ACE-Hemmern behandelten Patienten hatten im Vergleich zu der mit Nifedipin behandelten Gruppe einen signifikant verbesserten kardialen Index, mittleren pulmonalen Kapillarverschlussdruck und linksventrikulären endsystolischen und -diastolischen Durchmesser [74]. Es ist wichtig, hier festzustellen, dass auch andere Untersuchergruppen ähnliche Ergebnisse erzielt haben [75].

Ganz aktuelle Forschungsergebnisse weisen darauf hin, dass ACE-Hemmer eine vorteilhafte Wirkung auf das ischämische Myokard haben. Zu den kardioprotektiven Eigenschaften zählen ein limitierter Myokardinfarktbereich, eine abgeschwächte Reperfusionsarrhythmie, die Verhütung eines sich entwickelnden dilatierten, überspannten Ventrikels mit der nachfolgenden Herzinsuffizienz. Die dafür in Frage kommenden Mechanismen sind Kininteraktion, Hemmungen der Herzmuskelzellen-«Slippage» und extrazelluläre Fibrose [76–78].

Schlussfolgerung

ACE-Hemmer haben ihre Wirksamkeit in der Therapie von Hypertonie und Herzinsuffizienz bewiesen. Neuere Untersuchungen haben sich auf die klinische Wirksamkeit der verschiedenen ACE-Hemmer konzentriert. Weitergehende Studien geben vielleicht Hinweise auf die Bedeutung der Molekülstrukturen von ACE-Hemmern, ihrer Verstoffwechselung, ihrer Gewebepenetrationsfähigkeit, ihres Abbaus und ihre Affinität für die verschiedenen Angiotensin-II-Rezeptorsubtypen. Der fortgesetzte Einsatz von ACE-Hemmern wird auch das allgemeine Verständnis der kardiovaskulären Pathophysiologie vergrössern. Das RA-System ist möglicherweise der Grundstein für die Regulierung von Hypertonie und der kardiovaskulären Strukturen oder es stellt einfach nur eine Ebene in dieser komplexen Kaskade dar.

Literatur

1 Kostis JB, DeFelice EA: Beta blockers in the treatment of hypertension; In Kostis JB, DeFelice EA (eds): The Pharmacological Treatment of Cardiovascular Diseases. New York, Medical Examination Publishing Company, 1986, pp 3–27.

2 Gorlin R: Hypertension and vascular disease in the 1990's Clin Cardiol 1991;14(suppl IV):1–5.

3 Garrison JC, Peach M: Renin and Angiotensin; in Goodman and Gilman's The Pharmacological Basis of Therapeutics, ed 8. New York, Pergamon Press, 1990, chap 31, pp 749–762.

4 Williams GH: Hypertensive vascular disease; in Wilson JD, Braunwald E, Isselbacher KJ, et al (eds): Harrisons Principles of Internal Medicine, ed 12. New York, McGrawHill, 1991, pp 1001–1015.

5 Deboben, Inagami T, Ganten D: Tissue renin; in Genest, Kuchel, Hanet (eds): Pathophysiology and Treatment. New York, McGraw-Hill, 1983, pp 194–209.

6 Ehlers MRW, Riordam JF: Angiotensin-converting enzyme. Biochemistry and molecular biology; in Laragh JH, Brenner BM (eds): Hypertension: Pathophysiology, Diagnosis and Management. New York, Raven Press, 1990, pp 1217–1231.

7 Laragh JH, Sealey JE: The renin-angiotensin-aldosterone hormonal system and regulation of sodium, potassium, and blood pressure homeostasis; in Handbook of Physiology. Washington, American Physiological Society, 1973, pp 831–908.

8 Dzau VJ, Kristin EE, Brody T, et al: A comparative study of the distribution of renin and angiotensinogen messenger ribonucleic acids in rat and mouse tissues. Endocrinology 1987;120:2334–2338.

9 Clauser E, Gaillard I, Wei L, et al: Regulators of angiotensinogen gene. Am J Hypertens 1989;2:403–410.

10 Ferrario CM, Jaiswal N, Yamamoto K, et al: Hypertensive mechanisms and converting enzyme inhibitors. Clin Cardiol 1991;14(suppl 1):56–62.

11 Hall JE: Control of blood pressure by the renin-angiotensin system. Clin Cardiol 1991;14(suppl 1):6–21.

12 Guyton AC: Human Physiology and Mechanisms of Disease, ed 4. Philadelphia, Saunders, 1987, pp 139–155.

13 Joy MD, Lower RD: Evidence that the area postremia mediates the central cardiovascular response to angiotensin II. Nature 1970;228:1301–1304.

14 Diz DI, Barnes KL, Ferrario CM: Contribution of the vagus nerve to angiotensin II binding sites in the canine medulla. Brain Res Bull 1986;17:497–505.

15 Allen AM, Lewis SJ, Verberne AJM, et al: Angiotensin receptors and the vagal system. Clin Exp Hypertens 1988;19:1239–1249.

16 Diz DI, Barnes KL: Functional characteristics of neuropeptides in the dorsal medulla oblongata and vagus nerve. Fed Proc 1987;46:30–35.

17 Muratami H, Kimura Y, Matsumura K, et al: Baroreceptor reflex in elderly essential hypertension: Effect of chronic inhibition of angiotensin converting enzyme. Clin Exp Hypertens 12:97–110.

17a Bell JBG, Chu FW, Tait JF, et al: The use of the superfusion approach with adrenal capsular cells to compare the steroidogenic potencies of angiotensin analogues, without the effects of peptide degradation. Proc R Soc Lond 1984;221:21–30.

18 Ganong WF: The brain renin-angiotensin system. Annu Rev Physiol 1984;46:291–308.

19 Unger T, Gohlke P: Tisssue-angiotensin systems in the heart and vasculature: Possible involvement in the cardiovascular actions of converting enzyme inhibitors. Am J Cardiol 1990;65:3–10.

20 Lindpainter K, Ganten D: Tissue renin-angiotensin systems and their modulation: The heart as a paradigm for new aspects of converting enzyme inhibition. Cardiology 1991;79(suppl 1):32–44.

21 Gilligan JP, Spector S: Synthesis of collagen in cardiac and vascular walls. Hypertension 1984;6(suppl III):44–49.

22 Brilla CG, Pick R, Tan LB, et al: Remodeling of the rat right and left ventricles in experimental hypertension. Circ Res 1990;67:1355–1363.

23 Hansson L, Silvertsson R: Regression of structural changes by antihypertensive therapy. Hypertension 1984;6(suppl III):147–149.

24 Heagerty AM, Bund SJ, Aalkjaer C: Effects of drug treatment on human resistance arteriole morphology in essential hypertension: Direct evidence for structure remodeling or resistance vessels. Lancet 1988;ii:1209–1212.

25 Sen S, Bumpus FM: Collagen synthesis in development and reversal of cardiac hypertrophy in spontaneously hypertensive rats. Am J Cardiol 1979;44:954–958.

26 Korner PI: Causal and homeostatic factors in hypertension. Clin Sci 1982;63(suppl 8):5–26.
27 Freslon JL, Giudicelli JF: Compared myocardial and vascular effects of captopril and dihydralazine during hypertension development in spontaneously hypertensive rats. Br J Pharmacol 1983;80:533–543.
28 Haarp SB, Van der Merwe W, Griffin SA, et al: Brief angiotensin converting enzyme inhibitor treatment in young spontaneously hypertensive rat reduces blood pressure longterm. Hypertension 1990;16:603–614.
29 Christensen KL, Jerrpersen LT, Mulvany MJ: Development of blood pressure in spontaneously hypertensive rats after withdrawal of long-term treatment related to vascular structure. J Hypertens 1989;7: 83–90.
30 Bobik A, Grinpukel S, Little PJ, et al: Angiotensin II and noradrenaline increase PDGF-BB receptors and potentiate PDGF-BB stimulated DNA synthesis in vascular smooth muscle. Biochem Biophys Res Commun 1990;166:580–588.
31 Weber KT, Brilla CG, Janicki JS: Cardioreparation with lisinopril in the management of hypertension and heart failure. Cardiology 1991; 79(suppl 1):62–73.
32 Trachte GJ, Meixner K, Ferrario CM, Khosla MC: Prostaglandins production in response to angiotensin-(1–7) in rabbit isolated vas deferens. Prostaglandins 1990;39: 385–394.
33 Murphy VS, Waldron TL, Goldberg ME: The mechanism of bradykinin potentiation after inhibition of ACE-1 by SQ 14225 in conscious rabbits. Circ Res 1978;43:40–45.
34 Tifft CP: Treatment considerations for the hypertensive patient over age 55. Clin Cardiol 1991;14(suppl IV): 72–78.
35 Hollenberg NK: Medical therapy of renovascular hypertension. Efficacy and safety of captopril in 269 patients. Cardiovasc Rev Rep 1983;4: 852–879.
36 Case DB, Atlas SA, Marion RM, Laragh JH: Long-term efficacy of captopril in renovascular hypertension. Am J Cardiol 1982;49:1440–1446.
37 Schoenberger JA: Emerging benefits of angiotensin converting enzyme inhibitors versus other antihypertensives. Am J Med 1988;84 (suppl 4a):30–35.
38 Canter D, Frank GJ, Knapp LE, McLain RW: The safety profile of quinapril: Is there a difference among ACE inhibitors. Clin Cardiol 1990;13:39–42.
39 Murray NH: Duration of angiotensin-converting enzyme inhibition: Implications for tolerability. Cardiology 1991;79(suppl 1):22–29.
39b Koch-Weser J, Vidt DG, Bravo EL, Fouad FM: Medical intelligence: Captopril. N Engl J Med 1982;4: 214–218.
40 Whelton A: 24-Hour activity of lisinopril: Clinical Advantage in blood pressure control. Cardiology 1991; 79(suppl 1);10–15.
41 Dzau VJ: ACE inhibitors in hypertension: A US perspective. Cardiology 1989;79(suppl 1): 23–30.
42 Weinberger MH: Blood pressure and metabolic responses to hydrochlorothiazide, captopril, and the combination in black and white mild to moderate hypertensive patients. J Cardiovasc Pharmacol 1985;7:s52–s55.
43 Poole, Gennari J, Goldstein R, et al: Controlled multicenter study of the antihypertensive effects of lisinopril, hydrochlorothiazide, and lisinopril plus hydrochlorothiazide in the treatment of 439 patients with mild to moderate essential hypertension. J Cardiovasc Pharmacol 1987;9(suppl 3):s36–s42.
44 Keane WF, Anderson S, Aurell M, et al: Angiotensin converting enzyme inhibitors and progressive renal insufficiency. Ann Intern Med 1989;111:503–516.
45 Bauer JH, Reams GP: ACE inhibitors in renal disease. Clin Cardiol 1991;14(suppl IV):38–43.
46 Bauer JH, Reams GP: Renal protective effect of long-term antihypertensive therapy with enalapril. Drugs 1988;35(suppl 5):62–71.
47 Reisch C, Mann J, Ritz E: Conversion enzyme inhibitors in the antihypertensive treatment of patients with renal failure. Dtsch Med Wochenschr 1987;33:1249–1252.
48 Flamenbaum: ACE inhibition in the 1990s and clinical trial results with the new agent benazepril: Panel discussion, part II. Clin Cardiol 1991; 14(suppl IV):87.
49 Croog SH, Levine S, Testa MA, et al: The effects of antihypertensive therapy on the quality of life. N Engl J Med 1986;314:1657–1664.
50 Warner NJ, Rush JE: Safety profiles of the angiotensin-converting enzyme inhibitors. Drugs 1988; 35(suppl 5):89–97.
51 Packer M, Medina N, Yushak M: Relationship between sodium concentration and the hemodynamic and clinical responses to converting-enzyme inhibition with captopril in severe heart failure. J Am Coll Cardiol 1984;3:1035–1043.
52 Jenkins AC, Dreslinski GR, Tadros SS, et al: Captopril in hypertension: Seven years later. J Cardiovasc Pharmacol 1985;7:96–101.
53 Alexander EA, Perrone RD: Regulation of extrarenal potassium metabolism; in Maxwell MH, Kleeman CR, Narris RG (eds): Clinical Disorders of Fluid and Electrolyte Metabolism. New York, McGraw-Hill, 1987, pp 105–118.
54 DiBianco R: Adverse reactions with angiotensin converting enzyme (ACE) inhibitors. Med Toxicol 1986;1:122–141.
55 Defronzo RA: Hyperkalemic states; in Maxwell MH, Kleeman CR, Narris RG (eds): Clinical Disorders of Fluid and Electrolyte Metabolism. New York, McGraw-Hill, 1987, pp 547–584.
56 Hricik DE, Browning PJ, Kopelman R, et al: Captopril-induced functional renal insufficiency in patients with bilateral renal-artey stenosis or renal-artery stenosis in a solitary kidney. N Eng J Med 1983;308: 373–376.
57 Packer M, Lee WH, Medina N, et al: Functional renal insufficiency during long-term treatment with captopril and enalapril in severe chronic heart failure. Ann Intern Med 1987; 106:346–354.
58 Bucca C, Rolla G, Pinna G, et al: Hyperresponsiveness of the extrathoracic airway in patients with captopril-induced cough. Chest 1990;5: 1133–1136.

59 Gibson GR: Enalapril-induced cough. Arch Intern Med 1989;149: 2701–2703.
60 Sebastain JL, McKinney WP, Kaufman J, Young MJ: Angiotensin-converting enzyme inhibitors and cough. Chest 1991;1:36–39.
61 Captopril Multicenter Research Group: A placebo-controlled trial of captopril in refractory chronic congestive heart failure. J Am Coll Cardiol 1983;2:755–763.
62 Chidsey CA, Braunwald E, Morrow AG: Catecholamine excretion and cardiac stores of norepinephrine in congestive heart failure. Am J Med 1965;39:442–451.
62b Chidsey CA, Harrison DC, Braunwald E: Augmentation of plasma norepinephrine to exercise in patients with congestive heart failure. N Eng J Med 1962;267:650–654.
63 Garvas I, Garvas H: Cardioprotective potential of angiotensin-converting enzyme inhibitors. Clin Cardiol 1991;14(suppl IV):68–71.
64 Kjekshus J, Sundberg K, Snapiun S, and the CONSENSUS Trial Group: Effects of enalapril on long-term mortality in severe congestive heart failure. Am J Cardiol 1992;69:103–107.
65 Dahlof B: Factors involved in the pathogenesis of hypertensive cardiovascular hypertrophy: A review. Drugs 1988;35(suppl 5):6–26.
66 Rouleau JL, Chatterjee K, Benge W, et al: Alterations in left ventricular function and coronary hemodynamics with captopril, hydralazine, and prazosin in chronic ischemic heart failure: A comparative study. Circulation 1982;4:671–678.
67 Dzau VJ, Colucci WS, Williams GH, et al: Sustained effectiveness of converting enzyme inhibitors in patients with severe congestive heart failure. N Engl J Med 1980;302: 1373.
68 Sharpe DM, Murphy J, Coxon R, Hannan SF: Enalapril in patients with chronic heart failure: A placebo-controlled, randomized, double-blind study. Circulation 1984;2: 271–278.
69 Fransiosa JA, Wilen MM, Jordan RA: Effects of enalapril, a new angiotensin-converting enzyme inhibitor, in a controlled trial in heart failure. J Am Coll Cardiol 1985;5:101–107.
70 Giles TD, Katz R, Sullivan JM, et al: Short- and long-acting angiotensin-converting enzyme inhibitors: A randomized trial of lisinopril versus captopril in the treatment of congestive heart failure. J Am Coll Cardiol 1989;13:1240–1247.
71 The CONSENSUS Trial Group: Effects of enalapril on mortality in severe congestive heart failure: Results of the cooperative north Scandinavian enalapril survival study (CONSENSUS). N Engl J Med 1987;316:1429–1435.
72 Mettauer B, Rouleau JL, Bichet D, et al: Differential long-term intrarenal and neurohumoral effects of captopril and prazosin in patients with chronic congestive heart failure: Importance of initial plasma renin activity. Circulation 1986;3: 494–502.
73 Packer M, Lee WH, Yushak M, Medina RN: Comparison of captopril and enalapril in patients with severe congestive heart failure. N Engl J Med 1986;315:847–853.
74 Agostoni PG, De Cesare N, Doria E, et al: Afterload reduction: A comparison of captopril and nifedipine in dilated cardiomyopathy. Br Heart J 1986;55:391–399.
75 Cody RJ, Ljungman S, Covit AB, et al: Regulation of glomerular filtration rate in chronic congestive heart failure. Circ Res 1984;55:669–675.
76 Pfeffer JM, Pfeffer MA, Braunwald E: Influence of chronic captopril on the infarcted left ventricle of the rat. Circ Res 1985;57:84–95.
77 Pfeffer JM, Lamas GA, Vaughan DE, et al: Effect of captopril on progressive ventricular dilatation after anterior myocardial infarction. N Engl J Med 1988;319:80–86.
78 Lindz W, Schoelkens BA, Yi-Fan H: Beneficial effects of the converting enzyme inhibitor ramapril in ischemic hearts. J Hypertens 1986; 8(suppl 10):91–99.

Cardiology 1993;82(suppl 1):20–29

Mareomi Hamada
Kunio Hiwada

Second Department of Internal Medicine, Ehime University School of Medicine, Ehime, Japan

Charakteristika der linksventrikulären systolischen und diastolischen Funktionen bei Patienten mit essentieller Hypertonie

Characteristics of Left-Ventricular Systolic and Diastolic Functions in Patients with Essential Hypertension

Schlüsselwörter
Linksventrikuläre Herzfunktion
Hypertonie
LVH

Zusammenfassung
Die vorliegende Arbeit aktualisiert die derzeitige Sicht der Beziehung zwischen hochdruckbedingter myokardialer Hypertrophie und den linksventrikulären systolischen und diastolischen Funktionen bei Patienten mit essentieller Hypertonie. Zusammenfassend lässt sich folgendes sagen: 1) Über die linksventrikuläre diastolische Funktion kann die Beeinträchtigung der linken Kammer gezeigt werden, während die systolische Funktion dies nicht ermöglicht. Dieser Befund gilt auch für Hypertoniker mit normaler linksventrikulärer Masse. 2) Sowohl die diastolischen wie auch die systolischen Funktionen korrelieren während der isovolumetrischen Phase gut mit dem Ausmass der linksventrikulären Masse bei Patienten mit linksventrikulärer Hypertrophie. Dagegen bleiben sogar bei Patienten mit schwerer linksventrikulärer Hypertrophie die systolischen Funktionen während der Ejektionsphase normal. 3) Bei Patienten mit Herzinsuffizienz in der Vorgeschichte normalisieren sich linksventrikuläre Funktion und Hypertrophie auch nach langanhaltender blutdrucksenkender Behandlung nicht.

Einleitung

Das Vorhandensein einer linksventrikulären Hypertrophie beinhaltet nicht nur für Patienten mit Hypertonie [1] sondern auch für die Allgemeinbevölkerung [2] eine ungünstige Prognose. Gewöhnlich ist bei hypertensiven Patienten mit Herzvergrösserung die linksventrikuläre Funktion gestört, während bei Leistungssportlern mit Herzvergrösserung dies nicht der Fall ist [3]. Wird bei Hypertonikern die Hypertrophie des Myokards von

Kunio Hiwada, MD
Second Department of Internal Medicine
Ehime University School of Medicine
Shigenobu, Onsen-gun, Ehime 791-02 (Japan)

Herzfunktionsstörungen begleitet, ist bei diesen Patienten die frühe Erkennung von Herzveränderungen sehr wichtig. Gewöhnlich geht bei koronarer Herzerkrankung [4, 5] wie auch bei Hochdruck [6] die diastolische linksventrikuläre Funktionsstörung der systolischen Funktionsstörung voran. Zusätzlich trägt die linksventrikuläre diastolische Dysfunktion zur Symptomatik bei Patienten mit normaler oder fast normaler systolischer Funktion bei [7–9]. In der vorliegenden Arbeit aktualisieren wir unser Verständnis in bezug auf die Änderungen in den linksventrikulären Funktionen, wie sie zusammen mit der Entstehung einer Hypertonie auftreten.

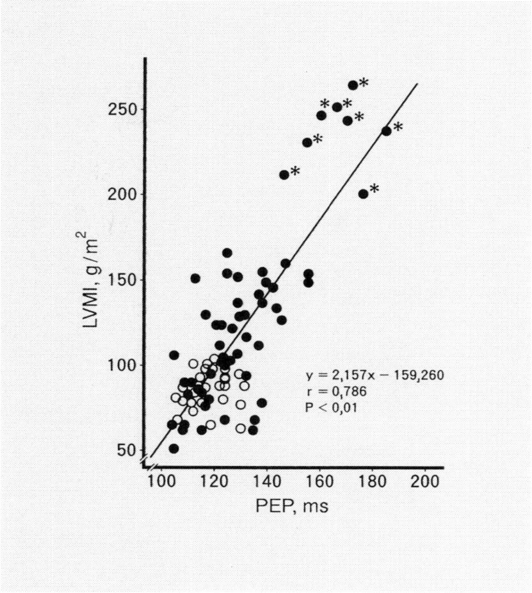

Abb. 1. Beziehung zwischen PEP und LVMI bei normalen Kontrollen (offener Kreis) und bei Patienten mit essentieller Hypertonie (geschlossener Kreis). * = Patienten mit Herzinsuffizienz in der Vorgeschichte.

Linksventrikuläre systolische Funktion

Wir haben berichtet, dass sich bei Patienten mit komplikationsloser essentieller Hypertonie die linksventrikulären Funktionen sehr von den entsprechenden Funktionen bei hypertensiven Patienten mit koronarer Herzkrankheit [10] oder mit Phäochromozytom [11] unterscheiden. Wir engen deshalb in dieser Arbeit die hypertensiven Patienten auf den Patientenkreis mit einfacher essentieller Hypertonie ein.

Beziehung zwischen linksventrikulärer Hypertrophie und Herzkontraktilität oder linksventrikulärer systolischer Funktion

Die intrinsische Kontraktilität des hypertrophierten Herzmuskels in Verbindung mit essentieller Hypertonie ist noch strittig. Viele Studien zeigen, dass die Herzfunktion bei hypertonen Patienten mit linksventrikulärer Hypertrophie normal ist oder darüber liegt [12–19]. Die linksventrikuläre Hypertrophie bei Hochdruck scheint demnach ein physiologischer Anpassungsprozess zu sein, entsprechend der Anpassung an physiologische Belastungen. Andererseits wurde über abnorme systolische Herzfunktionen in Verbindung mit Hypertonie berichtet [20–23]. Abbildung 1 zeigt die Beziehung zwischen Präejektionsphase (PEP) und linksventrikulärem Massenindex (LVMI) nach echokardiographischer Bestimmung [24] bei normalen Kontrollpersonen und bei Patienten mit essentieller Hypertonie. Zwischen PEP und LVMI besteht eine gute positive Korrelation. So gesehen ist die hochdruckassoziierte linksventrikuläre Hypertrophie fast immer von einer Abnahme der Herzkontraktilität begleitet. Zwischen normalen Kontrollen und Patienten mit essentieller Hypertonie ohne linksventrikuläre Hypertrophie besteht allerdings kein signifikanter Unterschied in bezug auf PEP. Abbildung 2 veranschaulicht die Indizes während der Ejektionsphase und die linksventrikuläre enddiastolische Abmessung bei Patien-

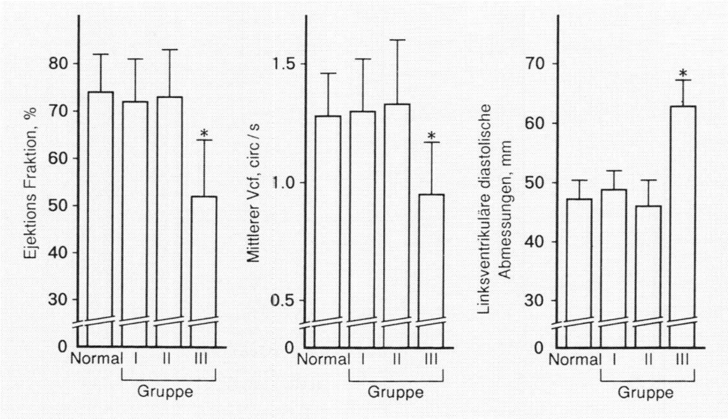

Abb. 2. Vergleich zwischen Ejektionsfraktion, mittlerer Vcf und linksventrikulären diastolischen Abmessungen bei normalen Kontrollen (Normal) und bei Patienten mit essentieller Hypertonie entsprechend dem Stadium (Gruppe I–III).

ten mit essentieller Hypertonie in verschiedenen Stadien der myokardialen Hypertrophie. Entsprechend der interventrikulären Septumdicke (IVST), der linksventrikulären Hinterwanddicke (PWT) und den klinischen Symptomen wurden die Hochdruckpatienten in drei Gruppen eingeteilt: in Gruppe I waren IVST und PWT <10 mm, in Gruppe II waren IVST und/oder PWT ≥ 10 mm und in Gruppe III hatten die Patienten eine anamnestisch bekannte hochdruckbedingte Herzinsuffizienz. Weder die Ejektionsfraktion noch die mittlere Vcf zeigen signifikante Unterschiede zwischen Kontrollen und Patienten mit essentieller Hypertonie der Gruppe I oder II. Nur bei hypertensiven Patienten der Gruppe III mit einem deutlich vergrösserten linken Ventrikel ist eine signifikante Abnahme in den Indexwerten der Ejektionsphase zu beobachten. Aus diesen Befunden schliessen wir, dass die Herzkontraktilität, wie sie sich in PEP widerspiegelt, entsprechend dem Entwicklungsstadium der myokardialen Hypertrophie gehemmt ist, wohingegen die Herzleistung, dargestellt durch die Ejektionsfraktion oder die mittlere Vcf, sogar bei essentiellen Hypertonikern mit Herzvergrösserung weitgehend konstant bleibt.

Für die Diskrepanz in der Beurteilung des Herzzustandes bei Hypertonikern werden verschiedene Ursachen in Erwägung gezogen. Zunächst scheint eine der Hauptursachen im unterschiedlichen Schweregrad der myokardialen Hypertrophie zu liegen. Bei Grenzwerthypertonie oder leichter arterieller Hypertonie haben die meisten Patienten normale systolische Funktionen und eine normale oder mässig erhöhte linksventrikuläre Kontraktilität. Ein zweiter Grund ist in den unterschiedlichen Verfahrensweisen zu sehen, mit denen die linksventrikuläre Funktionsstörung bestimmt wird. Nach Berichten von Ito et al. [22] und Boudoulas et al. [23] stellen die systolischen Zeitintervalle einen empfindlicheren Indikator für die linksventrikuläre Dysfunktion dar als echokardiographische Messungen. Drittens besteht eine Differenz im Hinblick auf die Herzzyklusphase. Indikatoren der Ejektionsphase sind gewöhnlich weniger empfindlich in der Erkennung der hochdruckbedingten Funktionsstörungen als die Indikatoren der Isovolumenphase [25–27]. Schliesslich ist es von grosser Bedeutung, Patienten mit komplikationsloser essentieller Hypertonie abzugrenzen von Hochdruckpatienten mit koronarer Herzkrankheit oder hypertropher Kardiomyopathie sowie von Patienten mit sekundärer Hypertonie. Bei Hypertonikern mit Komplikationen ist die linksventrikuläre Funktion deutlich verschieden von der bei Patienten mit einfacher essentieller Hypertonie [10, 11].

Hochdruckbedingte Herzinsuffizienz

Die ständige Zunahme der linksventrikulären Hypertrophie in Verbindung mit chronischer arterieller Hypertonie führt letztlich zu Stauungsinsuffizienz. Wie aus Abbildung 2 hervorgeht, sind eine deutliche Dilatation des linken Ventrikels und eine deutlich verminderte linksventrikuläre Kontraktilität und Herzleistung die hämodynamischen Charakteristika der Herzinsuffizienz. Nach unserer Kenntnis gibt es nur wenige Arbeiten, die Angaben zum kritischen Herzgewicht beim Übergang vom funktionierenden hypertrophierten zum insuffizienten linken Ventrikel machen [28, 29]. Nach unseren Daten könnte der kritische Wert der Herzmasse, der als Folge der essentiellen Hypertonie vom suffizienten zum insuffizienten linken Ventrikel führt, bei etwa 300 g der LVM und bei 180 g des LVMI liegen [30]. Abbildung 3 zeigt die Änderungen in PEP und in den linksventrikulären Abmessungen vor und nach andauernder blutdrucksenkender Behandlung, vor allem mit einer Kombination von Nifedipin, Methyldopa und Furosemid (mittlere Beobachtungsdauer 16 Monate), bei Patienten mit essentieller Hypertonie und Herzinsuffizienz in der Vorgeschichte. Trotz signifikanter Senkung der systolischen (von 218 auf 162 mm Hg) und diastolischen (von 130 auf 98 mm Hg) Blutdruckwerte wurde keine signifikante Verkürzung der PEP und keine signifikante Abnahme der linksventrikulären Abmessungen beobachtet. Dieser Befund weist auf eine irreversible Myokardschädingung bei Patienten mit essentieller Hypertonie und anamnestisch bekannter

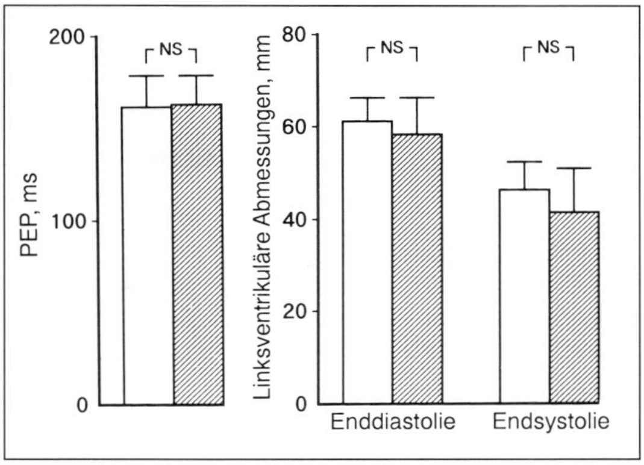

Abb. 3. Änderungen in PEP, den linksventrikulären diastolischen und systolischen Abmessungen vor (weisse Säulen) und nach (schattierte Säulen) blutdrucksenkender Behandlung bei hypertonen Patienten mit Herzinsuffizienz in der Vorgeschichte.

Herzinsuffizienz hin. Die antihypertensive Behandlung muss daher, lange bevor der linke Ventrikel in das insuffiziente Stadium kommt, durchgeführt werden.

Der geringfügige Rückgang der linksventrikulären Hypertrophie oder die schwache Verbesserung der linksventrikulären Funktion nach antihypertensiver Behandlung von Hochdruckpatienten mit vorbestehender Herzinsuffizienz scheint weitgehend mit der linksventrikulären Dilatation selbst zusammenzuhängen. Blutdruckerhöhung führt zu einem Anstieg der linksventrikulären Wandspannung; das Ausmass dieses Anstiegs hängt aber stark von der Grösse der linken Kammer ab. Ein erweitertes Herz hat eine hohe Wandspannung, die gleiche Erhöhung des Blutdrucks führt daher zu einem viel grösseren Anstieg der Wandspannung. Konsequenterweise wird bei einem dilatierten Herz eine viel deutlichere linksventrikuläre Depression erreicht als bei dem nicht dilatierten hypertrophen Herz. Dazu kommt bei diesen Patienten die Schwierigkeit, den Blutdruck auf

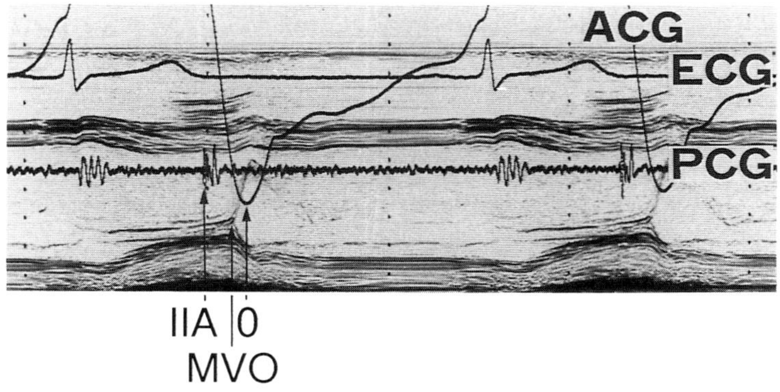

Abb. 4. Methodendiagramm zur Bestimmung der frühen diastolischen Zeitintervalle. ACG = Apexkardiogramm; ECG = Elektrokardiogramm; PCG = Phonokardiogramm.

Normalwerte einzustellen und dabei eine ausreichende zerebrale und renale Blutversorgung zu gewährleisten. Die linksventrikuläre Dilatation macht, zusammen mit der nicht rigorosen Blutdrucksenkung bei Hypertonikern mit vorbestehender Herzinsuffizienz, die Verbesserung der linksventrikulären Funktion aufgrund der antihypertensiven Behandlung zunichte.

Linksventrikuläre diastolische Funktion

Die Relaxation des Herzens ist die Hauptdeterminante der frühen diastolischen Füllung, und während der Endphase der Relaxation strömt Vorhofblut in die Kammer. Die Entspannung des Myokards ist ein energieabhängiger Vorgang, der energiereiche Phosphate verbraucht. Sie ist bei verschiedenen Herzerkrankungen sowie unter bestimmten Bedingungen auch beim intakten Herz verändert. Als Mass für die linksventrikuläre Entspannung wurde die Zeitkonstante (T) des linksventrikulären Druckabfalls während der isovolumetrischen Relaxation vorgeschlagen [31–33]. Das Apexkardiogramm gibt Aufschluss über das Timing der linksventrikulären Druckspur während der isovolumetrischen Kontraktion und frühen Relaxation [34–36]; Der 0-Punkt im Apexkardiogramm wird als eine der Zeitgrössen der linken Kammer während der frühen Diastole verwendet. Aus diesem Grunde ist ein einfaches, nichtinvasives und empfindliches Verfahren zur Bestimmung der dynamischen Veränderungen der linksventrikulären diastolischen Funktion von aktuellem Interesse. Um dies zu erreichen, analysierten wir die intrakardialen Abläufe in Echtzeit während der frühdiastolischen Zeitintervalle unter simultaner Aufzeichnung von Echo-, Phono- und Apexkardiogrammen [37]. Wir geben eine Übersicht über die Beziehung zwischen hochdruckbedingter Herzvergrösserung und linksventrikulärer diastolischer Funktion, besonders aber der linksventrikulären frühdiastolischen Zeitintervalle.

Bestimmung der frühdiastolischen Zeitintervalle und ihre Bedeutung für die Pathophysiologie

Basierend auf den simultanen Aufzeichnungen von Echo-, Phono- und Apexkardiogramm ist, wie Abbildung 4 zeigt, die frühe diastolische Phase in zwei Intervalle eingeteilt. 1) die Zeitspanne vom Beginn der Aortenkomponente des 2. Herztones (IIA) zum Mitralöffnungston (MVO). Diese Phase entspricht der isovolumetrischen Relaxationszeit. 2) Die Zeitspanne von MVO zum 0-Punkt des Apexkardiogramms. Die IIA-MVO-Zeit hängt von den folgenden drei Faktoren ab [38]: 1) dem Aortenverschlussdruck, 2) der Höhe des linken Vorhofdrucks, besonders der «v»-Welle und 3) der Relaxationsgeschwindigkeit der linken Kammer. Ein hoher Druck im linken Vorhof trägt zur Verkürzung der IIA-MVO-Zeit bei. Im Gegensatz dazu verursacht eine verlängerte Entspannung der linken Kammer die Verzögerung der Mitralklappenöffnung, die zur verlängerten IIA-MVO-Zeit führt. Der 0-Punkt des Apexkardiogramms entspricht fast dem Tiefstpunkt des linksventrikulären Drucks [34–36], seine hämodynamische und physiologische Bedeutung muss aber noch gezeigt werden. Ausgehend von den zeitlichen Phasen des Apexkardiogramms und den entsprechenden Phasen der linksventrikulären Abmessung im Echokardiogramm berichteten Venco et al. [36], dass der 0-Punkt weitgehend dem Zeitpunkt der maximalen Rate in der Zunahme der Abmessung entspricht. Choong et al. [39] berichteten, dass bei konstantem linken Vorhofdruck durch einen Anstieg in der Zeitkonstante eine Abnahme der Spitzengeschwindigkeit des transmitralen Flusses induziert wird. Zieht man diese Befunde in Betracht, so scheint sich eine Verlängerung der MVO-0-Zeit von der Beeinträchtigung in Entspannung und Füllung der linken Kammer herzuleiten.

Bezüglich der Herzfrequenz und ihrer Wirkung auf frühdiastolische Zeitintervalle berichteten Alvares und Goodwin [40], dass die IIA-MVO-Zeit bei einem Patienten mit hypertropher Kardiomyopathie und Vorhofflimmern über verschiedene RR-Intervalle fast konstant blieb. Wir bestätigten diese Ergebnisse und fanden ebenfalls keinen signifikanten Einfluss der Herzfrequenz über frühdiastolische Zeitintervalle über einen weiten Bereich von RR-Intervallen bei verschiedenen Herzkrankheiten. In einer Untersuchung zu den Änderungen der RR-Intervalle durch einen Vorhofschrittmacher bei Normalpersonen wurde die gleiche Beobachtung gemacht [41]. Eine Korrektur der frühdiastolischen Zeitintervalle über die Herzfrequenz ist daher nicht nötig.

Beziehung zwischen linksventrikulärer Hypertrophie und linksventrikulärer diastolischer Funktion

Bei hypertensiven Patienten werden abnormale linksventrikuläre diastolische Funktionen beobachtet [37, 38, 42, 43]. Diese Abweichungen stehen in Beziehung zur Ventrikelvergrösserung bei mildem bis mässigem Hochdruck [44, 45]. Fouad et al. [6] berichteten, dass bei Hochdruck die diastolische linksventrikuläre Funktionseinschränkung der systolischen vorangeht. Zusätzlich berichteten Smith et al. [46] aufgrund von Radionukliduntersuchungen und den daraus gewonnenen Zeit-Aktivitäts-Kurven, dass bei Hochdruck in der linken Kammer diastolische Abweichungen auftreten, auch wenn die linksventrikuläre Masse normal ist. Des weiteren fanden wir, dass die Verlängerung der isovolumetrischen Relaxationszeit auch bei Patienten mit essentieller Hypertonie und normaler linksventrikulärer Masse zu beobachten ist [47]. Abbildung 5 zeigt die Beziehung zwischen LVMI, IIA-MVO-Zeit und MVO-0-Zeit. Erstens, die Verlängerung der IIA-MVO-Zeit erscheint bei Hochdruck bevor die linksventrikuläre Hypertrophie echokardiographisch nachgewiesen werden kann. Für die Verlängerung der IIA-MVO-Zeit ist hauptsächlich die verzögerte Öffnung der Mitralklappen verantwortlich. Diese Verzögerung entsteht durch die verlängerte Entspannung der linken Kammer, wie sie durch den linksventrikulären Druckabfall wiedergegeben wird. Zweitens korreliert die Verlängerung der IIA-MVO-Zeit gut mit dem LVMI.

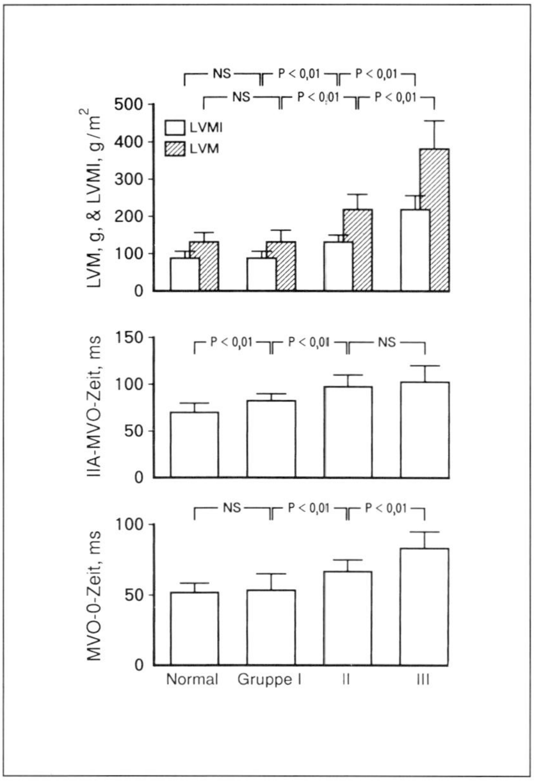

Abb. 5. Vergleich von LVM und LVMI, IIA-MVO-Zeit und MVO-0-Zeit bei normalen Kontrollen (Normal) und bei Patienten mit essentieller Hypertonie entsprechend dem Stadium (Gruppe I–III).

Das bedeutet, dass die Beeinträchtigung der linksventrikulären Relaxation entsprechend der hochdruckassozierten linksventrikulären Hypertrophie fortschreitet. Drittens zeigt, ungeachtet eines deutlichen Unterschieds im LVMI, die IIA-MVO-Zeit keinen signifikanten Unterschied zwischen hypertensiven Patienten der Gruppen II und III.

Eine fortschreitende Erhöhung des linken Vorhofdrucks im fortgeschrittenen Stadium der Hypertonie könnte eine zu frühe Öffnung der Mitralklappe verursachen und erklärt, warum bei hypertonen Patienten der Gruppe III, im Vergleich zu Gruppe II, die IIA-MVO-Zeit unverändert ist. Anders als die IIA-MVO-Zeit, wird die Verlängerung der MVO-0-Zeit zuerst bei hypertonen Patienten der Gruppe II beobachtet. Zwischen der MVO-0-Zeit und dem LVMI besteht eine positive Korrelation, wie auch in der Beziehung zwischen der IIA-MVO-Zeit und dem LVMI. Im Unterschied zur IIA-MVO-Zeit hängt die Dauer der MVO-0-Zeit nicht vom Aortendruck ab. Diese Messgrösse scheint dagegen sehr stark von der Geschwindigkeit des Druckabfalls in der linken Kammer und vom Druck im linken Vorhof abzuhängen. Die Verlängerung der MVO-0-Zeit weist auf eine diastolische Abnormalität hin, nicht nur in bezug auf die Entspannung, sondern auch in bezug auf das frühe Füllungsstadium.

1985 gaben Topol et al. [9] zu bedenken, dass sich unter den Hochdruckpatienten eine Gruppe befindet, deren Stauungslunge das Ergebnis einer linksventrikulären diastolischen Funktionsstörung – als Folge einer spezifischen hypertrophen Kardiomyopathie – ist, und dass bei diesen Patienten die üblichen blutdrucksenkenden und gefässerweiternden Substanzen nicht hilfreich, möglicherweise sogar schädigend sind. Bei Hochdruck wie auch bei hypertropher Kardiomyopathie ist die Vergrösserung der linken Kammer charakteristisch. Dazu kommt, dass die hypertrophe Kardiomyopathie häufig zusammen mit systemischem Hochdruck auftritt. Für die Wahl der geeigneten Therapie ist es sehr wichtig, die hypertrophe Kardiomyopathie vor der hochdruckbedingten myokardialen Hypertrophie abzugrenzen. Abbildung 6 zeigt die frühen diastolischen Zeitintervalle bei Patienten mit essentieller Hypertonie und bei Patienten mit nichtobstruktiver hypertropher Kardiomyopathie. Obwohl zwischen beiden Gruppen kein Unterschied in der IIA-MVO-Zeit besteht, ist die Verlängerung der MVO-0-Zeit bei hypertropher Kardiomyopathie deutlich stärker als bei essentieller Hypertonie [37]. Dazu haben wir berichtet, dass bei Hypertonikern mit unverhältnismässiger Septumhypertrophie die hämodynamischen Charakteristika, wie sie sich anhand der frühdiastolischen Zeitintervalle abschätzen lassen, denen bei hypertropher Kardiomyopathie ähneln, nicht aber den hämodynamischen Charakteristika bei Bluthochdruck [48]. Nach diesen Befunden ist die Beeinträchtigung der linksventrikulären Entspannung und Füllung bei hypertropher Kardiomyopathie viel schwerer als bei Hochdruck.

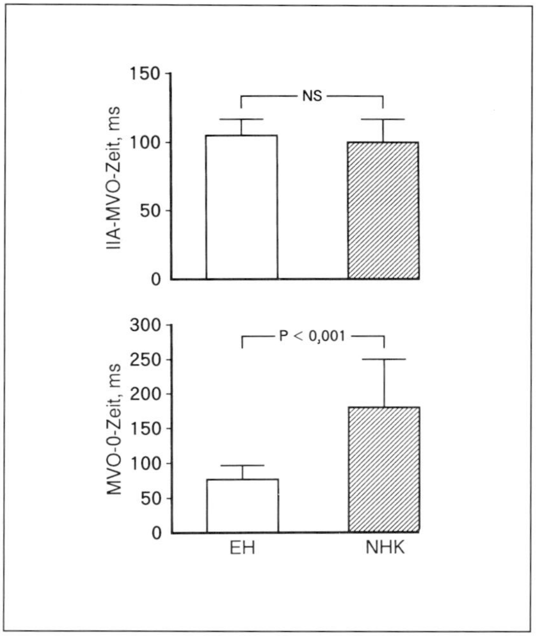

Abb. 6. Vergleich von IIA-MVO-Zeit und MVO-0-Zeit bei Patienten mit essentieller Hypertonie (EH) und bei Patienten mit nichtobstruktiver hypertropher Kardiomyopathie (NHK).

Klinische Implikationen der linksventrikulären systolischen und diastolischen Funktionsstörungen

Wie oben erwähnt, geht bei Patienten mit essentieller Hypertonie die linksventrikuläre diastolische der linksventrikulären systolischen Funktionsstörung voran. Tatsächlich erscheint die hochdruckassoziierte Beeinträchtigung der linksventrikulären Entspannung, wie sie sich in der verlängerten IIA-MVO-Zeit widerspiegelt, bevor die Hypertrophie des Myokards echokardiographisch nachgewiesen werden kann. Weber et al. [49] berichteten, dass nicht nur Kardiozytenwachstum sondern reaktive Veränderungen des Interstitiums in Verbindung mit fortbestehendem Hochdruck auftraten. Zunahme der Kollagenmenge, perivaskuläre Fibrose und Verdickung der Media in den koronaren Widerstandsgefässen beeinträchtigen vermutlich die linksventrikuläre Funktion und die Sauerstoffverfügbarkeit. Die zunehmende Anhäufung von Kollagenfibrillen, wie sie in Verbindung mit Hochdruck auftritt, führt zur beeinträchtigten Steiffheit des linken Ventrikels. Damit lässt sich ein ganzes Spektrum ventrikulärer Dysfunktionen, die erst während der Diastole erscheinen und nach und nach die Systole mit einbeziehen, erklären.

Bei Patienten mit essentieller Hypertonie und erhöhtem LVMI korrelieren sowohl die systolischen Funktionsstörungen während der isovolumetrischen Phase als auch die diastolischen Funktionsstörungen gut mit dem Ausmass des LVMI. Parameter der Ejektionsphase sind dagegen nicht empfindlich genug, um die Beeinträchtigung nachzuweisen, die aufgrund der hochdruckassoziierten linksventrikulären Funktionsstörungen auftreten. Damit der Hochdruckpatient gut behandelt wird, und das Herz keinen Schaden leidet, ist es wichtig, die Herzfunktionen und ihre Charakteristika in Zusammenhang mit Bluthochdruck zu verstehen.

Literatur

1 Koren MJ, Devereux RB, Casale PN, Savage DD, Laragh JH: Relation of left ventricular mass and geometry to morbidity and mortality in uncomplicated hypertension. Ann Intern Med 1991;114:345–352.

2 Levy D, Garrison RJ, Savage DD, Kannel WB, Castelli WP: Prognostic implications of echocardiographically determined left ventricular mass in the Framingham heart study. N Engl J Med 1990;322:1561–1566.

3 Granger CB, Karimeddini MK, Smith VE, Shapiro HR, Katz AM, Riba AL: Rapid ventricular filling in left ventricular hypertrophy. I. Physiologic hypertrophy. J Am Coll Cardiol 1985;5:862–868.

4 Bonow RO, Bacharach SL, Green MV, Kent KM, Rosing DR, Lipson LC, Leon MB, Epstein SE: Impaired left ventricular diastolic filling in patients with coronary artery disease: Assessment with radionuclide angiography. Circulation 1981;64:315–323.

5 Miller TR, Goldman KJ, Sampathkumaran KS, Biello DR, Ludbrook PA, Sobel BE: Analysis of cardiac diastolic function: Application in coronary artery disease. J Nucl Med 1983;24:2–7.

6 Fouad FM, Slominski JM, Tarazi RC: Left ventricular diastolic function in hypertension: Relation to left ventricular mass and systolic function. J Am Coll Cardiol 1984;3:1500–1506.

7 Dougherty AH, Naccarelli GV, Gray EL, Hicks CH, Goldstein RA: Congestive heart failure with normal systolic function. Am J Cardiol 1984;54:778–782.

8 Soufer R, Wohlgelernter D, Vita NA, Amuchestegui M, Sostman HD, Berger HJ, Zaret BL: Intact systolic left ventricular function in clinical congestive heart failure. Am J Cardiol 1985;55:1032–1036.

9 Topol EJ, Traill TA, Fortuin NJ: Hypertensive hypertrophic cardiomyopathy of the elderly. N Engl J Med 1985;312:277–283.

10 Ochi T, Hamada M, Kazatani Y, Shigematsu Y, Sekiya M, Ito T, Kokubu T: Noninvasive evaluation of left ventricular function by systolic time intervals in essential hypertension with angina pectoris. Jpn Circ J 1984;48:1299–1305.

11 Hamada M, Ito T, Hiwada K, Kokubu T, Genda A, Takada R: Characteristics of systolic time intervals in patients with pheochromocytoma. Jpn Circ J 1991;55:417–426.

12 Karliner JS, Williams D, Gorwit J, Crawford MH, O'Rourke RA: Left ventricular performance in patients with left ventricular hypertrophy caused by systemic arterial hypertension. Br Heart J 1977;39:1239–1245.

13 Devereux RB, Savage DD, Drayer JIM, Laragh JH: Left ventricular hypertrophy and function in high, normal, and low-renin forms of essential hypertension. Hypertension 1982;4:524–531.

14 Ibrahim MM, Madkour A: Effect of cardiac hypertrophy on left ventricular performance in hypertensive patients. J Hypertens 1983;1(suppl 2):275–277.

15 Francis CK, Cleman M, Berger HJ, Davies RA, Giles RW, Black HR, Vita N, Zito RA, Zaret BL: Left ventricular systolic performance during upright bicycle exercise in patients with essential hypertension. Am J Med 1983;75(suppl 3A):40–46.

16 Wikstrand J: Left ventricular function in early primary hypertension: Functional consequence of cardiovascular structural changes. Hypertension 1984;6(suppl III):III-108–III-116.

17 Hartford M, Wikstrand JCM, Wallentin I, Ljungman SMG, Berglund GL: Left ventricular wall stress and systolic function in untreated primary hypertension. Hypertension 1985;7:97–104.

18 Lutas EM, Devereux RB, Reis G, Alderman MH, Pickering TG, Borer JS, Laragh JH: Increased cardiac performance in mild essential hypertension: Left ventricular mechanics. Hypertension 1985;7:979–988.

19 Simone GD, Lorenzo LD, Moccia D, Costantino G, Buonissimo S, Divitis OD: Hemodynamic hypertrophied left ventricular patterns in systemic hypertension. Am J Cardiol 1987;60:1317–1321.

20 Savage DD, Drayer JIM, Henry WL, Mathews EC, Ware JH, Gardin JM, Cohen ER, Epstein SE, Laragh JH: Echocardiographic assessment of cardiac anatomy and function in hypertensive subjects. Circulation 1979;59:623–632.

21 Takahashi M, Sasayama S, Kawai C, Kotoura H: Contractile performance of the hypertrophied ventricle in patients with systemic hypertension. Circulation 1980;62:116–126.

22 Ito T, Hamada M, Shigematsu Y, Kazatani Y, Nishitani K, Matsuzaki K, Daimon F, Ochi T, Kokubu T: The analysis of systolic and diastolic time intervals: A more sensitive non-invasive method in the assessment of left ventricular dysfunction in patients with essential hypertension. Clin Exp Hypertens 1985;A7:951–963.

23 Boudoulas H, Mantzouratos D, Sohn YH, Weissler AM: Left ventricular mass and systolic performance in chronic systemic hypertension. Am J Cardiol 1986;57:232–237.

24 Devereux RB, Reichek N: Echocardiographic determination of left ventricular mass in man. Anatomic validation of the method. Circulation 1977;55:613–618.

25 Simon H, Krayenbuehl HP, Rutishauer W, Preta BO: The contractile state of the hypertrophied left ventricular myocardium in aortic stenosis. Am Heart 1970;79:587–602.

26 Levine HJ, McIntyre KM, Lipana JG, Bing OHL: Force-velocity relations in failing and nonfailing hearts in subjects with aortic stenosis. Am J Med Sci 1970;259:79–89.

27 Mason DT: Regulation of cardiac performance in clinical heart disease: Interactions between contractile state, mechanical abnormalities and ventricular compensatory mechanisms. Am J Cardiol 1973;32:437–448.

28 Linzbach AJ: Heart failure from the point of view of quantitative anatomy. Am J Cardiol 1960;5:370–382.
29 Astorri E, Bolognesi R, Colla B, Chizzola A, Visioli O: Left ventricular hypertrophy: A cytometric study on 42 human hearts. J Mol Cell Cardiol 1977;9:763–775.
30 Hamada M, Ohtani T, Suzuki M, Lin M, Kobayashi T, Okayama H, Takezaki M, Hashimoto K, Abe M, Matsuoka H, Fujiwara Y, Sumimoto T, Sekiya M, Hiwada K: Does left ventricular systolic dysfunction in hypertensive patients with heart failure return to normal by long-term antihypertensive therapy? J Cardiol, in press.
31 Weiss JL, Frederiksen JW, Weisfeldt ML: Hemodynamic determinants of the time-course of fall in canine left ventricular pressure. J Clin Invest 1976;58:751–760.
32 Karliner JS, LeWinter MM, Mahler F, Engler R, O'Rourke RA: Pharmacologic and hemodynamic influences on the rate of isovolumic ventricular relaxation in the normal conscious dog. J Clin Invest 1977;60:511–521.
33 Glantz SA, Parmley WW: Factors which affect the diastolic pressure-volume curve. Circ Res 1978;42: 171–178.
34 Willems JL, De Geest H, Kesteloot H: On the value of apex cardiography for timing intracardiac events. Am J Cardiol 1971;28:59–66.
35 Manolas J, Rutishauser W, Wirz P, Arbenz U: Time relation between apex cardiogram and left ventricular events using simultaneous high-fidelity tracings in man. Br Heart J 1975;37:1263–1267.
36 Venco A, Gibson DG, Brown DJ: Relation between apex cardiogram and changes in left ventricular pressure and dimension. Br Heart J 1977;39:117–125.
37 Hamada M, Matsuzaki K, Kazatani Y, Nishitani K, Daimon F, Ochi T, Ito T, Joh T, Kokubu T: Diagnostic significance of early diastolic time intervals in patients with hypertrophic cardiomyopathy and myocardial hypertrophy due to essential hypertension. Jpn Circ J 1983;47:522–527.
38 Lewis BS, Lewis N, Sapoznikov D, Gotsman MS: Isovolumic relaxation period in man. Am Heart J 1980;100:490–499.
39 Choong CY, Abascal VM, Thomas JD, Guerrero JL, McGlew S, Weyman AE: Combined influence of ventricular loading and relaxation on the transmitral flow velocity profile in dogs measured by Doppler echocardiography. Circulation 1988;78:672–683.
40 Alvares RF, Goodwin JF: Non-invasive assessment of diastolic function in hypertrophic cardiomyopathy on and off beta adrenergic blocking drugs. Br Heart J 1982;48:204–212.
41 Sekiya M, Hamada M, Mukai M, Shigematsu Y, Ochi T, Hiwada K: No influence of heart rate on early diastolic time intervals. Am J Noninvas Cardiol 1991;5:121–124.
42 Hanrath P, Mathey DG, Siegert R, Bleifeld: Left ventricular relaxation and filling pattern in different forms of left ventricular hypertrophy: An echocardiographic study. Am J Cardiol 1980;45:15–23.
43 Fouad FM, Tarazi RC, Gallagher JH, Macintyre WJ, Cook SA: Abnormal left ventricular relaxation in hypertensive patients. Clin Sci 1980;59:411s–414s.
44 Hamada M, Matsuzaki K, Kazatani Y, Shigematsu Y, Sekiya M, Ochi T, Ito T, Kokubu T: Difference in myocardial characteristics between hypertrophic cardiomyopathy and myocardial hypertrophy due to essential hypertension. Jpn Circ J 1985;49:267–275.
45 Smith VE, White WB, Karimeddini MK: Echocardiographic assessment of left ventricular diastolic performance in hypertensive subjects. Correlation with changes in left ventricular mass. Hypertension 1987; 9(suppl II):II-81–II-84.
46 Smith V-E, Schulman P, Karimeddini MK, White WB, Meeran MK, Katz AM: Rapid ventricular filling in left ventricular hypertrophy. II. Pathologic hypertrophy. J Am Coll Cardiol 1985;5:869–874.
47 Hamada M, Suzuki M, Shigematsu Y, Abe M, Matsuoka H, Fujiwara Y, Sumimoto T, Sekiya M, Hiwada K: Does isovolumic relaxation time reflect the severity of left ventricular hypertrophy in patients with essential hypertension? Am J Noninvas Cardiol, in press.
48 Kazatani Y, Hamada M, Shigematsu Y, Doiuchi J, Sekiya M, Kokubu T: Hemodynamic characteristics of hypertensives with disproportional hypertrophy (abstract). Circulation 1986;74:II-72.
49 Weber KT, Jalil JE, Janicki JS, Pick R: Myocardial collagen remodelling in pressure overload hypertrophy. A case for interstitial heart disease. Am J Hypertens 1989;2:931–940.
50 Weber KT, Brilla CG: Pathological hypertrophy and cardiac interstitium. Fibrosis and renin-angiotensin-aldosterone system. Circulation 1991;83:1849–1865.

Cardiology 1993;82(suppl 1):30–36

F.H. Messerli
F. Soria

Section on Hypertensive Diseases, Department of Internal Medicine, Ochsner Clinic, und Alton Ochsner Medical Foundation, New Orleans, La., USA

Hypertonie, linksventrikuläre Hypertrophie und kardiovaskuläre Morbidität und Mortalität

Left Ventricular Hypertrophy in Hypertension and Cardiovascular Morbidity and Mortality

Schlüsselwörter
Hypertonie
LVH

Zusammenfassung
Die linksventrikuläre Hypertrophie (LVH) ist einer der wichtigsten Risikofaktoren für den Herzinfarkt, den plötzlichen Herztod, die chronische Herzinsuffizienz und für weitere kardiovaskuläre Morbidität und Mortalität [1, 2]. Das erhöhte Morbiditäts- und Mortalitätsrisiko haben sich als unabhängig vom Schweregrad der Blutdruckerhöhung erwiesen [3]. In zahlreichen Studien ist dokumentiert worden, daß die LVH durch eine spezifische antihypertensive Therapie reduziert werden kann [4–7]. Wichtig ist in diesem Zusammenhang zu wissen, daß nicht alle Medikamente, die den arteriellen Blutdruck senken, in gleichem Masse auch eine LVH zu reduzieren vermögen [8]. Andererseits weiß man noch nicht sicher, ob eine Reduktion der LVH das kardiovaskuläre Risiko auf den zuvor bestandenen Status senken kann. Es stehen gegenwärtig keine Untersuchungen aus Langzeitstudien über Auswirkungen einer Verminderung der LVH auf die kardiovaskuläre Morbidität und Mortalität zur Verfügung. Nachfolgend möchten wir einige pathophysiologische Aspekte der Verminderung einer LVH diskutieren.

Folgen der LVH

Auf den ersten Blick kann eine vergrösserte Herzmuskelmasse als ein Anpassungsmechanismus betrachtet werden, der dazu dient, eine erhöhte hämodynamische Belastung, wie z.B. im Zustand einer andauernden arteriellen Hypertonie, zu kompensieren [9]. Zu Beginn hat diese vergrösserte Herzmuskelmasse kaum funktionelle Konsequenzen, aus-

Prof. Dr. Messerli
Ochsner Clinic
1516 Jefferson Highway
New Orleans, LA 70121 (USA)

ser dass die verringerte ventrikuläre Wandspannung wieder auf den normalen Wert eingestellt wird. Aber mit Fortschreiten der hypertensiven kardiovaskulären Erkrankung und höherem Schweregrad der LVH können folgende vier kardialen Störungen oder Folgen dokumentiert werden: (1) Die Verdikkung der Ventrikelwand führt gleichzeitig zu einer Abnahme der linksventrikulären Compliance [10]. Dieser verringerten Compliance, die ein passives spätdiastolisches Phänomen darstellt, geht eine Abnahme der frühdiastolischen Entspannung der linken Kammer voraus, ein aktiver energieverbrauchender Prozess [11, 12]. Insofern resultiert die bei Patienten mit LVH zu beobachtende erniedrigte linksventrikuläre Füllungsrate zum einen aus der verminderten frühdiastolischen Entspannung und zum anderen aus einer erniedrigten spätdiastolischen Compliance. (2) Aus ganz verschieden angelegten Studien geht hervor, dass sich die Koronarreserve mit Fortschreiten der LVH verschlechtert [13, 14]. Diese verringerte Koronarreserve wird verursacht durch a) eine erhöhte hämodynamische Belastung [15] und b) eine Vergrösserung der linksventrikulären Muskelmasse [16], was beides einen höheren Sauerstoffbedarf bewirkt, c) die koronare Herzkrankheit als eine allgemeine Folge von langdauernder Hypertonie [2] und d) mikrovaskuläre Erkrankungen, die häufig bei Patienten mit essentieller Hypertonie gesehen werden, sogar dann, wenn noch keine LVH besteht [17].

3) Die LVH führt im allgemeinen zu ventrikulären Rhythmusstörungen. Von uns ist schon früher demonstriert worden, dass bei Patienten mit LVH häufiger ventrikuläre Rhythmusstörungen und schwerwiegendere Arrhythmien festzustellen sind als bei Patienten ohne LVH und bei normotensiven Probanden [18]. Unser erster Bericht darüber ist durch verschiedene, unabhängig voneinander durchgeführte Studien bestätigt worden, mit noch weitergehenden Beweisen der Arrhythmogenität bei LVH [19–26]. Ventrikuläre Rhythmusstörungen geben eine mögliche Erklärung für das häufigere Vorkommen eines plötzlichen Herztodes, wie er bei Patienten mit LVH beobachtet wird.

4) Eine chronische LVH zieht eine Verschlechterung der gesamten kontraktilen Funktion nach sich [27]. Im Endstadium wird die linke Herzkammer immer weiter dilatiert, und ihre Funktion verlagert sich nach rechts auf der Frank-Starling-Kurve [28]. Eine stark verringerte linksventrikuläre Pumpfunktion führt schliesslich zur chronischen Herzinsuffizienz [29, 30].

Auswirkungen einer LVH-Regression

Wie bereits angesprochen, kann die LVH durch eine spezifische antihypertensive Therapie zurückgebildet werden [4–7]. Obwohl alle antihypertensiv wirksamen Substanzen den arteriellen Blutdruck ungefähr gleich weit absenken, sind ihre LVH-verbessernden Eigenschaften keineswegs gleichwertig. Eine erst kürzlich durchgeführte Metaanalyse hat erbracht, dass Angiotensin-Konversionsenzym (ACE)-Hemmer als Monotherapie die wirksamsten Substanzen zur LVH-Regression sind, gefolgt von den Nichtdihydropyridinkalziumantagonisten [8]. Wie aus Tabelle 1 ersichtlich, bestehen hinsichtlich der LVH-Reduktion merkliche Unterschiede zwischen den ACE-Hemmern. Es gibt jedoch noch keine plazebokontrollierte, doppelblinde Studie, die eine Beurteilung der Auswirkungen einer LVH-Regression auf kardiovaskuläre Morbidität und Mortalität zuliesse. Dessen ungeachtet können wir zumindest die Auswirkungen einer LVH-Reduktion auf ihre pathophysiologischen Befunde oder Folgen prüfen.

Tabelle 1. Klinische Studien zur Reduzierung der linksventrikulären Masse durch ACE-Hemmer

Autor	Jahr	Substanz	Dauer Monate	Reduzierung %	Patienten
Lombardo et al. [31]	1983	Captopril	2	10	20
Ventura et al. [32][a]	1985	Captopril	3	14	12
Sheiban et al. [33]	1987	Captopril	6	11,9	8
Muiesan et al. [34]	1988	Captopril	12	35	15
Garavaglia et al. [35][a]	1988	Captopril	3	14	12
Shahi et al. [36]	1990	Captopril	9	7	25
Gonzalez-Fernandez et al. [37]	1991	Captopril	4	49	27
Dunn et al. [38][a]	1984	Enalapril	3	30	8
Nakashima et al. [4]	1984	Enalapril	7	12	7
Garavaglia et al. [35][a]	1988	Enalapril	3	29	8
Grandi et al. [39]	1989	Enalapril	4	12,5	12
Eichstaedt et al. [40]	1989	Ramipril	12	21	32
Garavaglia et al. [35][a]	1988	Lisinopril	3	12	10
Graettinger et al. [41]	1989	Lisinopril	3	2,4 (NS)	9
Bielen et al. [42]	1991	Lisinopril	12	10	32
Oren et al. [43][a]	1991	Fosinopril	3	12	10
Haberbosch et al. [44]	1991	Cilazapril	12	29 (NS)	12
Asmar et al. [45]	1988	Perindopril	3	15,5	16
Asmar et al. [46]	1988	Perindopril	12	26	16

[a] Ochsner Clinic.

Linksventrikuläre Füllung

Verschiedene Studien haben dokumentiert, dass sich die linksventrikuläre Füllung durch eine antihypertensive Therapie verbessern lässt [47, 48]. Dieser Effekt scheint zum Teil auf eine Verbesserung der frühdiastolischen Entspannung zurückzuführen zu sein. Dies wurde von Cody et al. [49] gezeigt, indem er kardiovaskuläre hämodynamische Parameter in Ruhe und unter Belastung, vor und nach einer Einmal- und Kurzzeitverabreichung eines Kalziumantagonisten und in geringerem Ausmass nach einer Therapie mit ACE-Hemmern auswertete [49, 50]. Darüber hinaus konnte auch gezeigt werden, dass auch die Reduzierung der LVH per se mit einer verbesserten diastolischen Füllung einhergeht [51, 52]. Allerdings verläuft die Verbesserung der linksventrikulären Füllung nicht notwendigerweise gleichzeitig mit der Abnahme der LVH ab.

Koronarreserve

Während experimentelle Untersuchungen ganz deutlich eine Verbesserung der Koronarreserve durch eine Reduktion der LVH aufzeigen [53], gibt es noch keine publizierten klinischen Daten, die dieses Phänomen belegen könnten. Einleuchtend ist jedoch, dass ein Antihypertensivum, wie ein ACE-Hemmer, durch die Blutdrucksenkung die hämodynamische Belastung verringert, durch die Reduktion der LVH den myokardialen Sauerstoffverbrauch mindert und die ventrikuläre Füllung verbessert und möglicherweise die mit einer langdauernden Hypertonie im Zusammenhang stehende Hypertrophie der Koronarien wieder rückgängig machen kann [54].

Ventrikuläre Dysrhythmien

Wir konnten kürzlich nachweisen, dass die antihypertensive Therapie mit Kalziumantagonisten nicht nur die LVH reduziert, sondern auch eine mehr als 75%ige Reduktion der mit der LVH einhergehenden ventrikulären Rhythmusstörungen bewirkt [55]. Aus der gleichen Studie geht hervor, dass durch eine antihypertensive Therapie mit Thiaziddiuretika – trotz vergleichbarer Blutdrucksenkung – sich weder die LVH zurückbildet, noch die ventrikulären Rhythmusstörungen in irgendeiner Weise beeinflusst werden. Obwohl es nicht bis ins letzte verstanden ist, warum Antihypertensiva die linksventrikuläre Ektopie reduzieren, sind wir der Meinung, dass dies mit einer Reduzierung der LVH und Fibrose zusammenhängen muss, wodurch auch die hämodynamische Belastung erleichtert und die subendokardiale Perfusion verbessert wird.

Eine ähnliche Abnahme der ventrikulären Rhythmusstörungen ergab sich auch wenn die LVH mit einem ACE-Hemmer vermindert wurde. Da ACE-Hemmer wahrscheinlich als elektrophysiologisch inaktive Medikamente betrachtet werden müssen, ist es mutatis mutandis auch nicht wahrscheinlich, dass der antiarrhythmische Effekt der Kalziumblocker bei LVH auf einer elektrophysiologischen Basis beruht.

Ventrikuläre Kontraktilität

Übereinstimmend ist man der Meinung, dass eine Abnahme der LVH lediglich durch eine verringerte Muskelmasse erfolgt, und fibrotische und andere Stützgewebe nicht davon betroffen sind. Eine solch unausgeglichene Reduzierung würde aber zu einer stark eingeschränkten kontraktilen Reserve führen, was dann bei einer nachfolgenden akuten hämodynamischen Belastung zum Ausgangspunkt für eine akute Insuffizienz werden könnte. Wir konnten jedoch nachweisen, dass dieses hypothetische Szenario, wenn überhaupt, nur eine geringe Bedeutung hat für Patienten, bei denen unter einer antihypertensiven Therapie die LVH reduziert wurde [58]. Obwohl wir 4 Wochen lang die Patienten ohne Therapie liessen und sich deswegen deren arterieller Blutdruck wieder auf die Ausgangswerte vor Therapiebeginn einstellte, verbesserten sich die Kontraktilität und Pumpfunktion des rückgebildeten linken Ventrikels, oder sie blieben gleich wie im hypertrophierten Herz. Ähnliche Befunde wurden erst kürzlich von zwei unabhängigen italienischen Gruppen berichtet [52, 59]. Schulman et al. [59]demonstrierten in einer sorgfältig aufgebauten doppelblinden Studie nach einer LVH-Regression eine adäquate Verbesserung der Pumpfunktion durch Messung der Auswurffraktion und des Herzminutenvolumens in Ruhe und unter aerober Belastung.

Schlussfolgerung

Die LVH stellt einen hohen, blutdruckunabhängigen Risikofaktor für kardiovaskuläre Morbidität und Mortalität dar. Eine LVH kann durch eine gezielte antihypertensive Therapie vermindert werden. Die oben beschriebenen Daten weisen darauf hin, dass eine solche Reduzierung sich auch auf die Folgen der LVH, d.h. ventrikuläre Füllung, Koronarreserve und ventrikuläre Dysrhythmien, positiv auswirkt und die linksventrikuläre Pumpfunktion bewahrt. Trotz dieser ermutigenden pathophysiologischen Befunde, bleibt es weiterhin ungeklärt, ob eine Abnahme der LVH letztlich auch das überaus hohe Risiko des plötzlichen Herztodes, des akuten Herzinfarkts und der chronischen Herzinsuffizienz senkt, das mit dieser Funktionsstörung einhergeht.

Literatur

1 Kannel WB: Prevalence and natural history of electrocardiographic left ventricular hypertrophy. Am J Med 1983;75(suppl 3A):4–11.
2 Kannel WB, Gordon T, Castelli WP, Margolis JR: Electrocardiographic left ventricular hypertrophy and risk of coronary heart disease. Ann Intern Med 1970;72:813–822.
3 Levy D, Garrison RJ, Savage DD, Kannel WB, Castelli WP: Left ventricular mass and incidence of coronary heart disease in an elderly cohort. The Framingham Heart Study. Ann Intern Med 1989;110:101–107.
4 Nakashima Y, Fouad FM, Tarazi RC: Regression of left ventricular hypertrophy from systemic hypertension by enalapril. Am J Cardiol 1984;53:1044–1049.
5 Fouad FM, Nakashima Y, Tarazi RC, Salcedo EE: Reversal of left ventricular hypertrophy in hypertensive patients treated with methyldopa: Lack of association with blood pressure control. Am J Cardiol 1982;49:795–801.
6 Drayer JI, Gardin JM, Weber MA, Aronow WS: Changes in ventricular septal thickness during diuretic therapy. Clin Pharmacol Ther 1982;32: 283–288.
7 Rowlands DB, Glover DR, Stallard TJ, Littler WA: Control of blood pressure and reduction echocardiographically assessed left ventricular mass with once daily timolol. Br J Clin Pharmacol 1982;14:89–95.
8 Cruickshank JM, Lewis J, Mooere V, Dodd C: Reversibility of left ventricular hypertrophy (LVH) by differing type of antihypertensive therapy. Lancet 1991.
9 Schmieder RE, Messerli FH: Reversal of left ventricular hypertrophy: A desirable therapeutic goal? J Cardiovasc Pharmacol 1990;16(suppl 6):S16–S22.
10 Smith VE, White WB, Karimeddini M: Echocardiographic assessment of left ventricular diastolic performance in hypertensive subjects. Correlation with changes in left ventricular mass. Hypertension 1987;9: 1181–1184.
11 Lorell BH, Grossman W: Cardiac hypertrophy: The consequences for diastole. J Am Coll Cardiol 1987;9: 1189–1193.
12 Shapiro LM, Gibson DG: Patterns of diastolic dysfunction in left ventricular hypertrophy. Br Heart J 1988;59:438–445.
13 Wangler RD, Peters KG, Marcus ML, Tomanek RJ: Effects of duration and severity of arterial hypertension and cardiac hypertrophy on coronary vasodilatory reserve. Circ Res 1982;51:10–18.
14 Polese A, De Cesare N, Montorsi P, Fabbiocchi F, Guazzi M: Upward shift of the lower range of coronary flow autoregulation in hypertensive patients with hypertrophy of the left ventricle. Circulation 1991;83:845–853.
15 Harrison DG, Florentine MS, Brooks LA, Cooper SM, Marcus ML: The effect of hypertension and left ventricular hypertrophy on the lower range of coronary autoregulation. Circulation 1988;77:1108–1115.
16 Strauer BE: Ventricular function and coronary hemodynamics in hypertensive heart disease. Am J Cardiol 1979;44:999–1006.
17 Tomanek RJ, Palmer PJ, Pfeiffer GL, Schreiber KL, Estham CL, et al: Morphometry of canine coronary arteries, arterioles and capillaries during hypertension and left ventricular hypertrophy. Circ Res 1986; 58:38–46.
18 Messerli FH, Ventura HO, Elizardi DJ, Dunn FG, Frohlich ED: Hypertension and sudden death: Increased ventricular ectopic activity in left ventricular hypertrophy. Am J Med 1984;77:18–22.
19 Levy D, Anderson KM, Savage DD, Balkus SA, Kannel WB, et al: Risk of ventricular arrhythmias in left ventricular hypertrophy: The Framingham Heart Study. Am J Cardiol 1987;60:560–565.
20 McLenachan JM, Henderson E, Morris KI, Dargie HJ: Ventricular arrhythmias in patients with hypertensive left ventricular hypertrophy. N Engl J Med 1987;317:787–792.
21 Nunez BD, Messerli FH, Garavaglia GE, Schmieder RE: Exaggerated atrial and ventricular excitability in hypertensive patients with isolated septal hypertrophy (ISH) (abstract). J Am Coll Cardiol 1987;9:225A.
22 Siegel D, Cheitlin MD, Black DM, Seeley D, Hearst N, et al: Risk of ventricular arrhythmias in hypertensive men with left ventricular hypertrophy. Am J Cardiol 1990;65: 742–747.
23 James MA, Jones JV: Ventricular arrhythmias in untreated hypertensive patients compared with a matched normal population. J Hypertens 1989;7:409–415.

24 Aronow WS, Epstein S, Scwartz KS, Koenigsberg M: Correlation of complex ventricular arrhythmias detected by ambulatory electrocardiographic monitoring with echocardiographic left ventricular hypertrophy in persons older than 62 years in a long-term health care facility. Am J Cardiol 1987;60:730–732.
25 Ghali JK, Kadakia S, Cooper RS, Liao YL: Impact of left ventricular hypertrophy on ventricular arrhythmias in the absence of coronary artery disease. J Am Coll Cardiol 1991;17:1277–1282.
26 Lavie CJ, Nunez BD, Garavaglia GE, Messerli FH: Hypertensive concentric left ventricular hypertrophy: When is ventricular ectopic activity increased? South Med J 1988;81: 696–700.
27 Malik AB, Abe T, O'Kane HO, Geha AS: Cardiac performance in ventricular hypertrophy induced by pressure and volume overloading. J Appl Physiol 1974;37:867–874.
28 Schlant RC, Sonnenblick EH: Pathophysiology of heart failure; in Hurst JW, Schlant RC, Rackley CE, Sonnenblick EH, Wenger NK: The Heart, ed 7. New York, McGraw Hill, 1990, pp 398.
29 Kannel WB, Castelli WP, McNamara PM, McKee PA, Feinleib M: Role of blood pressure in the development of congestive heart failure. The Framingham Study. N Engl J Med 1972;287:781–787.
30 Messerli FH: Antihypertensive therapy: Going to the heart of the matter. Circulation 1990;81:1128–1135.
31 Lombardo M, Zaini G, Pastori F, Fusco M, Pacini S, Foppoli C: Left ventricular mass and function before and after antihypertensive treatment. J Hypertens 1983;1:215–219.
32 Ventura HO, Frohlich ED, Messerlic FH, Kobrin I, Kardon BM: Cardiovascular effects and regional blood flow distribution associated with angiotensin converting enzyme inhibition (captopril) in essential hypertension. Am J Cardiol 1985; 55:1023–1026.
33 Sheiban I, Arcaro G, Covi G, Accardi R, Zenorini C, Lechi A: Regression of cardiac hypertrophy after antihypertensive therapy with nifedipine and captopril. J Cardiovasc Pharmacol 1987;10(suppl 10): S187–S191.
34 Muiesan ML, Agabiti-Rosei E, Romanelli G, Castellano M, Beschi M, Muiesan G: Beneficial effects of one year's treatment with captopril on left ventricular anatomy and function in hypertensive patients with left ventricular hypertrophy. Am J Med 1988;84(suppl 3A):129–132.
35 Garavaglia GE, Messerli FH, Nunez BD, Schmieder RE, Frohlich ED: Angiotensin converting enzyme inhibitors. Disparities in the mechanism of their antihypertensive effect. Am J Hypertens 1988;1:214S–216S.
36 Shahi M, Thom S, Poulter N, Sever PS, Foale RA: Regression of hypertensive left ventricular hypertrophy and left ventricular diastolic function. Lancet 1990;336:458–461.
37 Gonzalez-Fernandez RA, Rivera M, Rodriguez PJ, et al: Prevalence of ectopic ventricular activity after left ventricular mass regression. Am J Hypertens, submitted.
38 Dunn FG, Oigman W, Ventura HO, Messerli FH, Kobrin I, Frohlich ED: Enalapril improves systemic and regional hemodynamics and allows regression of left ventricular mass in essential hypertension. Am J Cardiol 1984;53:105–108.
39 Grandi AM, Venco A, Barzizza F, Casadei B, Marchesi E, Finardi G: Effect of enalapril on left ventricular mass and performance in essential hypertension. Am J Cardiol 1989; 63:1093–1097.
40 Eichstaedt H, Danne O, Langer M, Cordes M, Schubert C, et al: Regression of left ventricular hypertrophy under ramipril treatment investigated by nuclear magnetic resonance imaging. J Cardiovasc Pharmacol 1989;13(suppl 3):S75–S80.
41 Graettinger WF, Lipson JL, Klein RC, Cheung DG, Weber MA: Comparison of antihypertensive therapies by noninvasive techniques. Chest 1989;96:74–79.
42 Bielen EC, Fagard RH, Linjnen PJ, et al: Comparison of the effects of isradipine and lisinopril on left ventricular structure and function in patients with essential hypertension. Am J Cardiol, submitted.
43 Oren S, Messerli FH, Grossman E, Garavaglia GE, Frohlich ED: Immediate and short-term cardiovascular effects of fosinopril, a new angiotensin-converting enzyme inhibitor, in patients with essential hypertension. J Am Coll Cardiol 1991;17: 1183–1187.
44 Haberbosch W, De Simone R, Dietz R, Waas W, Tillmanns H, Kubler W: Improvement of diastolic filling in hypertensive patients treated with cilazapril. J Cardiovasc Pharmacol 1991;17(suppl 2):S159–S162.
45 Asmar RG, Pannier B, Santoni JP, Laurent S, London GM, et al: Reversion of cardiac hypertrophy and reduced arterial compliance after converting enzyme inhibition in essential hypertension. Circulation 1988;78:941–950.
46 Asmar RG, Journo HJ, Lacolley PJ, Santoni JP, Billaud E, et al: Treatment for one year with perindopril: Effect on cardiac mass and arterial compliance in essential hypertension. J Hypertens 1988;6(suppl 3): S33–S39.
47 Cody RJ, Kubo SH, Covit AB, Muller FB, Lopez-Ovejero J, Laragh JH: Exercise hemodynamics and oxygen delivery in human hypertension: Response to verapamil. Hypertension 1986;8:3–10.
48 Brush JE, Udelson JE, Leon MB, Barach SL, Rumble T, Bonow RO: Comparative effects of verapamil and nitroprusside on left ventricular function in patients with hypertension. J Am Coll Cardiol 1988;11: 37A.
49 Cody RJ, Kubo SH, Laragh JH: The effect of short-term oral verapamil on exercise hemodynamics and oxygen delivery in patients with hypertension. J Clin Hypertens 1986; 2(suppl 3):47S–54S.
50 Schneeweiss A, Green T, Krakuer J, Goldhamer E, Szucs T, Marmor A: The effect of cilazapril on systolic and diastolic cardiac function in hypertensive patients. J Hum Hypertens 1989;3:251–254.

51 Shahi M, Thom S, Poulter N, Sever PS, Foale R: Regression of hypertensive left ventricular hypertrophy and left ventricular diastolic function. Lancet 1990;336:458–461.
52 Gersteinblith G, Schulman SP: Influence of left ventricular mass regression on cardiac function in hypertensive elderly individuals. Eur J Clin Pharmacol 1990;39(suppl 1):S25–S28.
53 Canby CA, Tomanek RJ: Role of lowering arterial pressure on maximal coronary flow with and without regression of cardiac hypertrophy. Am J Physiol 1989;257:H1110–H1118.
54 Owens GK: Differential effects of antihypertensive drug therapy on vascular smooth muscle cell hypertrophy, hyperploidy and hyperplasia in the spontaneously hypertensive rate. Circ Res 1985;56:525–536.
55 Messerli FH, Nunez BD, Nunez MM, Garavaglia GE, Schmieder RE, et al: Hypertension and sudden death. Disparate effects of calcium entry blocker and diuretic therapy on cardiac dysrhythmias. Arch Intern Med 1989;149:1263–1267.
56 Wesseling H, de Graeff PA, van Gilst WH, Kingma JH, de Langen CD: Cardiac arrhythmias – A new indication for angiotensin-converting enzyme inhibitors? J Hum Hypertens 1989;3(suppl 1):89–95.
57 McKenna WJ, Haywood GA: The role of ACE inhibitors in the treatment of arrhythmias. Clin Cardiol 1990;13(suppl 7):VII49–VII52.
58 Grossman E, Oren S, Messerli FH: Left ventricular filling and stress response pattern in essential hypertension. Am J Med 1991;91:502–506.
59 Schulman SP, Weiss JL, Becker LC, Gottlieb SO, Woodruff KM, et al: The effects of antihypertensive therapy on left ventricular mass in elderly patients. N Engl J Med 1990; 322:1350–1356.

Cardiology 1993;82(suppl 1):37–42

A. Schneeweiss[a]
J. Rosenthal[b]
A. Marmor[c]

[a] Cardiovascular Research Foundation, Bad Schwalbach;
[b] Abteilung Innere Medizin, Universitätsklinik, Ulm, BRD;
[c] Cardiology Department, Rebecca Sieff Medical Centre, Sefat, Israel

Akute und chronische Beeinflussung von Cilazapril verglichen mit Hydrochlorothiazid auf die diastolische Herzfunktion bei hypertensiven Patienten

Acute and Chronic Influence of Cilazapril Compared with Hydrochlorothiazide Treatment on Diastolic Heart Function in Hypertensive Patients

Schlüsselwörter
Cilazapril
Herzfunktion
Hydrochlorothiazid

Zusammenfassung

Bei 30 Hypertonikern wurde nach vorgeschalteter Plazebo-Run-in-Phase in einem doppelblinden, randomisierten Parallelgruppendesign mittels Echokardiographie und Radionuklidventrikulographie die Wirkung von 2,5–5 mg Cilazapril und von 25–50 mg Hydrochlorothiazid auf die diastolische Herzfunktion untersucht. Messungen wurden vor, 3 h nach der ersten Dosis sowie nach einer 10wöchigen Therapie durchgeführt. Durch beide Substanzen wurde der erhöhte Blutdruck gesenkt und die normale systolische Herzfunktion nicht beeinträchtigt. Bei den Patienten, die Cilazapril erhielten, konnte bereits nach der ersten Dosis eine Verbesserung der Indizes der kardialen Funktion beobachtet werden. Die normalisierte maximale Füllungsrate stieg akut signifikant von 2,4 ± 0,7 auf 2,7 ± 0,7 Counts an, während sich die Zeit bis zum Erreichen der maximalen Füllungsrate von 169,4 ± 31,0 auf 151,6 ± 40,1 ms verkürzte. Diese verbesserte Situation blieb während der chronischen Therapie bestehen oder erfuhr sogar noch eine Steigerung. Im Gegensatz dazu verschlechterte sich durch Hydrochlorothiazid akut ein Index der diastolischen Herzfunktion, die normalisierte maximale Füllungsrate. Andere Indizes wurden nicht verändert. Durch eine Langzeitbehandlung mit Cilazapril wurde eine Reduktion der linksventrikulären Hypertrophie erreicht. Hydrochlorothiazid bewirkte einen solchen Effekt nicht. Zusammenfassend ist festzustellen, dass bei hypertensiven Patienten Cilazapril in seinem Einfluss auf die diastolische Herzfunktion dem Hydrochlorothiazid überlegen ist. Der vorteilhafte Effekt beruht teilweise auf einer Reduktion der linksventrikulären Hypertrophie.

A. Schneeweiss, MD
Sauerberg 12
D-W-6208 Bad Schwalbach 7 (BRD)

Einleitung

Ein normalisierender Effekt auf eine verschlechterte diastolische Herzfunktion von Hypertonikern konnte bei verschiedenen Antihypertensiva festgestellt werden. Eine solche Verbesserung ist akut nach einer Einmalgabe von Substanzen wie z.B. Captopril oder Nifedipin beobachtet worden. Sie besteht meist aus einem positiven Einfluss auf die Nachlast – ein wesentlicher, bestimmender Faktor für die Indizes der diastolischen Funktion [1–4]. Auch nach einer chronischen antihypertensiven Therapie ist eine Verbesserung der diastolischen Funktion festgestellt worden; dies könnte zumindest teilweise einer reduzierten myokardialen Hypertrophie zuzuschreiben sein [5].

In diesem Zusammenhang sind in bezug auf Angiotensin-Konversionsenzym (ACE)-Hemmer noch zwei Fragen zu klären: (1) Bleibt die anfänglich in den ersten Tagen einer antihypertensiven Therapie zu beobachtende Verbesserung erhalten, schwächt sie sich im Laufe einer chronischen Therapie wieder ab oder wird sie noch gesteigert? (2) Sind solche Substanzen, die hauptsächlich die Nachlast senken, in ihrer Auswirkung auf die diastolische Funktion den Substanzen überlegen, die eher die Vorlast reduzieren, vorausgesetzt von beiden wird der Blutdruck zufriedenstellend kontrolliert? Mit dieser Publikation wird der Versuch gemacht, diese Fragen für den neuen ACE-Hemmer Cilazapril und für Hydrochlorothiazid zu beantworten.

Material und Methoden

Patienten

In dieser Studie wurden 30 ambulant behandelte Patienten mit essentieller Hypertonie und einem mittleren Blutdruck im Sitzen von 95–115 mm Hg (Korotkoff-Phase V) einbezogen. Ihr Durchschnittsalter lag bei 60,9 ± 7,1 Jahren; es waren 20 Männer und 10 Frauen. Ausschlusskriterien waren: maligne Hypertonie, Angina pectoris, Herzinsuffizienz, Arrhythmien und weitere Bedingungen, die die Therapie beeinflussen könnten. Alle Patienten gaben ihr Einverständnis, und die Studie wurde durch die ethische Kommission genehmigt.

Protokoll

Es handelte sich um eine doppelblinde, randomisierte, parallel angelegte Studie, um Cilazapril mit Hydrochlorothiazid zu vergleichen. Im Anschluss an eine stufenweise Unterbrechung ihrer Antihypertensivatherapie begannen die Patienten eine 2wöchige einfachblinde Plazebo-Run-in-Periode. Danach wurde ihnen randomisiert entweder eine Kapsel Cilazapril, 2,5 mg p.o., oder die entsprechende Kapsel mit Hydrochlorothiazid, 25 mg, zugeteilt. Konnte der Blutdruck innerhalb von 4 Wochen nicht zufriedenstellend kontrolliert werden, dann wurde die Dosis verdoppelt. Die Gesamtdauer der aktiven Therapie betrug 10 Wochen. Die Compliance wurde durch Zählen der Kapseln überprüft.

Die Patienten wurden während der Plazebophase in der ersten und zweiten Woche, und in der Therapiephase am ersten Tag und dann alle 2 Wochen klinisch untersucht. Die Einbestellung erfolgte immer zur gleichen Tageszeit. Der Blutdruck im Liegen wurde mit einem Quecksilbersphygmomanometer gemessen; als Messpunkt für den diastolischen Wert wurde die Korotkoff-Phase V festgelegt. Am Tag vor Therapiebeginn mit der aktiven Substanz wurden die Patienten Radionuklid- und echokardiographischen Untersuchungen unterzogen, um Herzfunktion und Wanddicke zu bestimmen. Die gleichen Messungen wurden innerhalb von 3 h nach der ersten Dosis und nach 10wöchiger Behandlung wiederholt.

Radionukliduntersuchung

Die Radionukliduntersuchung wurde nach der bereits von Marmor et al. [6] beschriebenen Methode durchgeführt. An den Patienten wurde in Ruhe eine Herzbinnenraumszintigraphie durchgeführt, bei der mit 20 mCi ^{99m}Tc in vivo markierte rote Blutkörperchen eingesetzt wurden, ferner eine Standardeinstellung der Gammakamera und ein Hole-Kollimator (low energy medium resolution).

Die Kamera wurde über eine Schnittstelle mit einem geeigneten Minicomputersystem verunden, und die Daten wurden in eine 35° LAO Projektion mit einem kaudalen Winkel von 15° gesammelt. Der Herzzyklus wurde in 20 gleiche Felder unterteilt, und 5 Millionen Counts wurden für jedes Bild verarbeitet. Für die Datenanalyse wurden für den linken Ventrikel Zeit-Aktivitäts-Kurven aufgestellt. Aus dieser Kurve und ihrer ersten Ableitung bestimmte das Programm den Zeitpunkt der Enddiastole (maximale Counts), den Zeitpunkt der Endsystole (minimale Counts), die normalisierte maximale Füllungsrate (die maximale Neigung der ersten Ableitung der beginnenden Füllungsmenge), und die Zeit bis zur maximalen Füllungsrate in der Endsystole. Diese Parameter gelten als aussagekräftige Faktoren für die diastolische Funktion des linken Ventrikels [7, 8].

Echokardiographische Untersuchung

Zweidimensional angelegte M-mode Echokardiographiemessungen der hinteren linken Ventrikelwand und der Septumdicke wurden durchgeführt. Die Messungen wurden von einem Ableitungspunkt zu einem anderen vorgenommen, entsprechend den Empfehlungen der American Society of Echocardiography. Die linksventrikuläre Masse wurde so berechnet [9]:

$$LVM (g) = 1{,}05 [(LVIDD + IVS + LVPW)^3 - (LVIDD)^3],$$

wobei LVM die linksventrikuläre Masse (in g) ist, LVIDD die linksventrikuläre innere diastolische Ausdehnung, IVS das interventrikuläre Septum und LVPW die linksventrikuläre hintere Wand.

Analyse der Daten

Für beide Substanzen, im Vergleich miteinander sowie mit den Werten vor der Therapie, wurden folgende Werte bestimmt: akute und chronische Veränderungen der Herzfrequenz, des Blutdrucks, der links- und rechtsventrikulären Auswurffraktion, der maximalen linksventrikulären Füllungsrate, der Zeit (in ms) und des prozentualen Anteils der Diastole zur maximalen Füllungsrate sowie Veränderungen der linksventrikulären Masse. Zur Bestimmung der statistischen Signifikanz von Unterschieden zwischen den prozentualen Änderungen, die von jeder Substanz bewirkt wurden, wurde der ungepaarte t-Test eingesetzt.

Ergebnisse

Von allen Patienten wurde die Studie bis zu Ende geführt. Der Blutdruck wurde nach der ersten Cilazaprildosis von 176,1 ± 18,7/109,1 ± 6,9 auf 153,8 ± 10,7/90,0 ± 11,3 mm Hg ($p < 0{,}05$) und nach 10wöchiger Therapie mit dieser Substanz auf 144 ± 10,1/83,0 ± 5,3 mm Hg ($p < 0{,}05$) gesenkt. Nach der ersten Dosis Hydrochlorothiazid wurde der Blutdruck von 166,9 ± 8,5/105,0 ± 6,6 auf 147,0 ± 11,2/85,3 ± 7,7 mm Hg ($p < 0{,}05$) und nach 10 Wochen auf 151,5 ± 7,8/87,5 ± 7,9 mm Hg ($p < 0{,}05$) gesenkt. Die Herzfrequenz wurde von keiner der beiden Substanzen signifikant verändert.

Die systolische linksventrikuläre Funktion, bestimmt als Auswurffraktion, war vor der Therapie normal und blieb von beiden Substanzen sowohl in der akuten wie auch in der chronischen Therapie unbeeinflusst (Tab. 1).

Verschiedene Indizes der diastolischen Funktion, einschliesslich normalisierte maximale Füllungsrate, Zeit bis zur maximalen Füllungsrate und prozentualer Anteil der Diastole zur maximalen Füllungsrate, wurden nach der ersten Cilazaprildosis verbessert und blieben so während der gesamten chronischen Therapie erhalten (Tab. 1). Dagegen verbesserte Hydrochlorothiazid keinen der gemessenen Indizes der diastolischen Funktion (Tab. 1). Darüber hinaus zeigte sich die normalisierte maximale Füllungsrate nach der ersten Hydrochlorothiaziddosis sogar leicht verschlechtert. Nach 10wöchiger Therapie stellte sich zwar der Ausgangswert wieder ein, er war aber, anders als unter Cilazapril, nicht verbessert.

Nach 10wöchiger Cilazapriltherapie zeigte sich die linksventrikuläre Masse leicht, aber dennoch signifikant reduziert, unter Hydrochlorothiazid dagegen unverändert (Tab. 1). Schwerere unerwünschte Erscheinungen wurden nicht beobachtet.

Diskussion

Unsere Ergebnisse bestätigen, dass Cilazapril bei Hypertonikern die diastolische Herzfunktion verbessern kann und dem Hy-

Tabelle 1. Hämodynamische Charakteristika von Patienten, die Cilazapril oder Hydrochlorothiazid erhalten haben

Parameter	Ausgangswert	3-Stunden-Wert	p1	10 Wochen	p1	p2
Cilazaprilgruppe						
Herzfrequenz, Schläge/min	78,6 ± 7,0	76,8 ± 6,1	NS	74,9 ± 4,9	NS	NS
Systolischer BD, mm Hg	176,1 ± 18,7	153,8 ± 10,7	0,05	41,8 ± 10,1	0,05	0,05
Diastolischer BD, mm Hg	109,1 ± 6,9	90,0 ± 11,3	0,05	83,0 ± 5,3	0,05	0,05
LVAF, %	63,9 ± 8,4	68,4 ± 8,3	NS	65,2 ± 4,4	NS	NS
RVAF, %	42,9 ± 4	46,6 ± 5,9	NS	45,2 ± 3,9	NS	NS
NMFR, Counts	2,4 ± 0,7	2,7 ± 0,7	0,05	2,9 ± 0,5	0,05	NS
ZMFR, ms	169,4 ± 31	151,6 ± 40	0,05	143,8 ± 24	0,05	NS
PZMFR	33,4 ± 10	29,6 ± 8,8	0,05	28,3 ± 7,7	0,05	NS
LVM, g	286 ± 84	NG	–	250 ± 65	0,05	–
Hydrochlorothiazidgruppe						
Herzfrequenz, Schläge/min	79,2 ± 5,4	77,6 ± 4,5	NS	78,4 ± 5,3	NS	NS
Systolischer BD, mm Hg	166,9 ± 8,5	147,0 ± 11,2	0,05	151,5 ± 7,8	0,05	NS
Diastolischer BD, mm Hg	105,0 ± 6,6	85,3 ± 7,8	0,05	87,5 ± 7,9	0,05	NS
LVAF, %	64,1 ± 9,4	64,7 ± 10,5	NS	65,2 ± 8,9	NS	NS
RVAF, %	41,5 ± 4,2	43,5 ± 5,3	NS	42,6 ± 2,8	NS	NS
NMFR, Counts	2,2 ± 0,6	1,9 ± 0,6	0,05	2,1 ± 0,6	NS	0,05
ZMFR, ms	182,3 ± 41,3	189,8 ± 34,6	NS	192,5 ± 35,0	NS	NS
PZMFR	38,4 ± 9,3	38,7 ± 10,3	NS	40,4 ± 9,4	NS	NS
LVM, g	271 ± 58	NG	–	296 ± 54	NS	NS

BD = Blutdruck; LVAF = linksventrikuläre Auswurffraktion; RVAF = rechtsventrikuläre Auswurffraktion; NMFR = normalisierte maximale Füllungsrate; ZMFR = Zeit der maximalen Füllungsrate; PZMFR = prozentualer Anteil der Diastole zur maximalen Füllungsrate; LVM = linksventrikuläre Masse; p1 = Signifikanz des Unterschieds zum Ausgangswert; p2 = Signifikanz des Unterschieds zum 3-Stunden-Wert; NG = nicht gemessen.

drochlorothiazid überlegen ist, von dem diese Funktion nicht verbessert, sondern sogar leicht verschlechtert wird. Der günstige Einfluss von Cilazapril ist bereits nach der ersten Dosis zu beobachten und wird durch die chronische Therapie noch vergrössert.

Einmalgaben verschiedener Antihypertensiva können früheren Arbeiten zufolge bei Hypertonikern die diastolische Herzfunktion verbessern [1, 2]. Es liegt nahe, für Captopril und Cilazapril diesen Effekt einer Hemmung des gewebespezifischen Renin-Angiotensin-Systems des Herzens zuzuschreiben, oder im Fall von Nifedipin einer Hemmung eines kalziumabhängigen Prozesses. Eine wahrscheinlichere Erklärung ist jedoch die Verminderung der Nachlast. Die gemessenen Indizes der diastolischen Füllung sind von zahlreichen Parametern, einschliesslich der Interaktion Vorlast-Nachlast, abhängig [10–12]. Dies gilt nicht nur für Bluthochdruck, sondern auch dann, wenn eine Obstruktion, wie z.B. eine Aortenstenose, vorliegt [13]. Therapeutische Substanzen, wie ACE-Hemmer und Kalziumantagonisten, die die Nachlast zu senken scheinen, können die diastolische Funktion sogar schon nach einer einzigen Dosis verbessern. Auf der anderen Seite können Substanzen (z.B. Nitrate), die hauptsächlich die Vorlast senken, die diastolische Funktion akut verschlechtern, auch dann, wenn der systemische arterielle Druck signifikant gesenkt wurde [14]. Diese Befunde erklären die Ergebnisse, die wir durch unsere Untersuchung mit Hydrochlorothiazid erhalten haben. Diuretika senken den erhöhten Blutdruck und sollten deshalb auch die diastolische Herzfunktion verbessern. Diese Funktion wird jedoch in Form von Indizes der ventrikulären Füllung gemessen, welche von der Vorlast abhängt. Indem sie die Vorlast senken, gleichen Diuretika die Tendenz zur Besserung der diastolischen Funktion aus.

Der in unserer Untersuchung festgestellte Unterschied zwischen Cilazapril und Hydrochlorothiazid entspricht zum Teil dem beobachteten Unterschied zwischen Nitroglycerin und Verapamil auf die diastolische Funktion bei gesunden Probanden [15]. An dieser Stelle sollte auch betont werden, dass unter Cilazapril eine stärkere Blutdrucksenkung als unter Hydrochlorothiazid eintrat. Möglicherweise spielt dieser Faktor in bezug auf die überlegene Wirkung von Cilazapril auf die diastolische Funktion eine Rolle. Eine chronische antihypertensive Therapie, die die diastolische Herzfunktion verbessert, ist gewöhnlich mit einem Rückgang der myokardialen Hypertrophie verbunden. Wenn Substanzen, wie z.B. Betablocker, die die Nachlast nicht senken, lange genug verabreicht werden, kann sogar durch sie eine Hypertrophie abnehmen und die diastolische Herzfunktion verbessert werden [5].

Ein wesentlicher Faktor für eine Verbesserung der linksventrikulären Funktion ist bei Hypertonikern, die unter Therapie stehen, die Reduzierung der ventrikulären Hypertrophie [16–18].

Bei unseren Patienten wurde eine partielle Verbesserung der diastolischen Funktion schon nach der ersten Cilazaprildosis beobachtet und steht deshalb zu Veränderungen der linksventrikulären Masse nicht in Beziehung. Die weitere, nach 10 Wochen beobachtete Verbesserung war wahrscheinlich auf eine geringfügige Abnahme der ventrikulären Masse nach dieser Therapiephase mit Cilazapril zurückzuführen. Dieser multifaktorielle Einfluss auf die diastolische Funktion lässt sich mit der Beobachtung vereinbaren, dass die Höhe des Blutdrucks in keiner direkten Abhängigkeit zum Ausmass einer linksventrikulären Hypertrophie und einer Funktionsverschlechterung steht [19–21], und auch mit den zu beobachtenden unterschiedlichen klinischen Erscheinungen, die allgemein als «diastolische Dysfunktion» zusammengefasst werden [22].

Unsere Befunde mit Cilazapril bestätigen die von Grandi et al. [23] mit Enalapril beschriebenen. Von dieser Forschergruppe wird berichtet, dass eine 4monatige Enalapriltherapie zu einer signifikanten Abnahme der linksventrikulären Hypertrophie führte, wobei ausserdem die linksventrikuläre diastolische Leistung verbessert und die systolische Funktion nicht verschlechtert wurde. In dieser Studie wurde jedoch der ACE-Hemmer nicht mit einem Diuretikum verglichen.

In einer Studie, in der der Effekt einer 6monatigen Captopriltherapie bei hypertensiven Patienten untersucht wurde, wurden interessanterweise weder Veränderungen der diastolischen Funktion noch der linksventrikulären Masse gesehen [24]. Die besseren Ergebnisse mit Cilazapril könnten mit der längeren Wirkdauer dieser Substanz zu tun haben. Die Studie mit Captopril wurde leider nur als Abstract publiziert, so dass ein strenger Vergleich nicht möglich ist.

Schlussfolgernd lässt sich sagen: (1) Cilazapril verbessert bei hypertensiven Patienten akut die diastolische Herzfunktion; (2) dieser akute Effekt wird während einer chronischen Therapie nicht abgeschwächt und kann sich sogar noch verstärken; (3) der chronische Effekt ist teilweise auf eine Reduktion der linksventrikulären Masse zurückzuführen; und (4) Cilazapril ist in seinem positiven Einfluss auf die diastolische Herzfunktion dem Hydrochlorothiazid überlegen.

Literatur

1 Marmor A, Traub Y, Churi A, Troshar D, Schneeweiss A: Comparative effects of captopril and nifedipine on diastolic and systolic cardiac function in elderly hypertensive patients. J Hypertens 1988; 6(suppl 1):S101–S103.

2 Schneeweiss A, Green T, Krauker J, Goldhamer E, Szucs T, Marmor A: The effect of cilazapril on systolic and diastolic cardiac function in hypertensive patients. J Hum Hypertens 1989;3:251–254.

3 Phillips RA, Coplan NL, Krakoff LR, et al: Doppler echocardiographic analysis of ventricular filling in treated hypertensive patients. J Am Cardiol 1987;9:317–322.

4 Fouad FM, Nakashima Y, Tarazi RC, Salcedo EE: Reversal of left ventricular hypertrophy in hypertensive patients treated with methyldopa: Lack of association with blood pressure control. Am J Cardiol 1982;49:795–799.

5 Hartford M, Wendelhag J, Berglund G, Wallentin I, Ljungman S, Wikstrand J: Cardiovascular and renal effects of long-term antihypertensive treatment. JAMA 1988;259: 2553–2557.

6 Marmor A, Biello DR, Sampathkumaran KS, Geltman EM, Siegel BA, Roberts R: A new scintigraphic technique for assessment of right atrial function. Radiology 1981;139: 719.

7 Friedman BJ, Drinkovic N, Niles H, Shin VJ, Mazolleni A, DeMaria A: Assessment of left ventricular diastolic function: Comparison of Doppler echocardiography and gated blood pool scintigraphy. J Am Coll Cardiol 1986;8:1248–1353.

8 Caruana M, Al-Khawaja I, Lahiri A, Lewis J, Reftery EB: Radionuclide measurements of diastolic function for assessing early left ventricular abnormalities in the hypertensive patient. Br Heart J 1988;59:218–226.

9 Troy BL, Pombo J, Rackley CE: Measurement of LV wall thickness and mass by echocardiography. Circulation 1972;45:602–612.

10 Fouad FM: Left ventricular diastolic function in hypertensive patients. Circulation 1987;(suppl I):1–48.

11 Devereux RB: Left ventricular diastolic dysfunction: Early diastolic relaxation and late diastolic compliance. J Am Coll Cardiol 1989;13: 337–339.

12 Devereux RB, Savage DD, Sachs I, Laragh JH: Relation of hemodynamic load to left ventricular hypertrophy and performance in hypertension. Am J Cardiol 1983;51:171–176.

13 Diver DJ, Royal HD, Aroesty JM, et al: Diastolic function in patients with aortic stenosis: Influence of left ventricular load reduction. J Am Coll Cardiol 1988;12:642–648.

14 Marmor A, Krakaeur J, Schneeweiss A: Effects of a single dose of isosorbide-5-mononitrate on the left ventricular diastolic function in systemic hypertension. Am J Cardiol 1989;63:1235–1239.

15 Plotanick GD, Kahn B, Rogers WJ, Fisher ML, Becker LC: Effect of postural changes, nitroglycerin and verapamil on diastolic ventricular function as determined by radionuclide angiography in normal subjects. J Am Coll Cardiol 1988;12: 121–129.

16 Motz W, Klepzig M, Strauer BE: Regression of cardiac hypertrophy: Experimental and clinical results. J Cardiovasc Pharmacol 1987; 10(suppl 6):S148–S152.

17 Strauer BE, Mahmoud MA, Bayer F, Bohn I, Motz U: Reversal of left ventricular hypertrophy and improvement of cardiac function in man by nifedipine. Eur Heart J 1984;5(suppl 1):53.

18 Motz W, Strauer BE: Regression of structural cardiovascular changes by antihypertensive therapy. Hypertension 1984;6(suppl III):133–139.

19 Frolich ED, Tarazi RC: Is arterial pressure the sole factor responsible for hypertensive cardiac hypertrophy? Am J Cardiol 1979;44:959–963.

20 Ibrahim MM, Madkour MA, Mossalam R: Factors influencing cardiac hypertrophy in hypertensive patients. Clin Sci 1981;61:105s–108s.

21 Devereux RB, Pickering TG, Harshfield GA, et al: Left ventricular hypertrophy in patients with hypertension: Importance of blood pressure response to regularly recurring stress. Circulation 1983;68:470–476.

22 Shapiro LM, Gibson DG: Patterns of diastolic dysfunction in left ventricular hypertrophy. Br Heart J 1988;59:438–445.

23 Grandi AM, Venco A, Barzizza F, Casadei B, Marchesi E, Finardi G: Effect of enalapril on left ventricular mass and performance in essential hypertension. Am J Cardiol 1989; 63:1093–1097.

24 Shahi M, Thom S, Poulter N, Sever P, Foale R: Does reduction in blood pressure improve left ventricular filling in the hypertensive heart? (abstract 645). Eur Heart J 1989; 10(suppl):iii–v.

Cardiology 1993;82(suppl 1):43–54

V. Vulpis[a]
L. Roncali[b]
M. Bertossi[b]
B. Nico[b]
T. Seccia[a]
S. Ricci[a]
A. Pirrelli[a]

[a] Patologia Medica II, Servizio Ipertensione Arteriosa, e
[b] Anatomia Umana, Cattedra di Istologia ed Embriologia, Università di Bari, Italia

Linksventrikuläre Hypertrophie bei spontan hypertensiven Ratten: Einfluss von Angiotensin-Konversionsenzym-Hemmern auf die morphologische Ultrastruktur

Left-Ventricular Hypertrophy in Spontaneously Hypertensive Rats: Influence of Angiotensin-Converting Enzyme Inhibitors on Morphological Ultrastructure

Schlüsselwörter
Captopril
Cilazapril
Myokard
Ultrastruktur

Zusammenfassung

Die beiden Angiotensin-Konversionsenzym-Hemmer Cilazapril und Captopril wurden in Konzentrationen von 10 bzw. 100 mg/Tag an spontan hypertensive Ratten (SHR) und an normotensive Wistar (W)-Ratten von der 12. zur 22. Lebenswoche verabreicht. Für beide Substanzen konnte bei SHR eine statistisch signifikante Reduktion des systolischen und diastolischen Blutdruckes, der linksventrikulären Masse und des Index der linksventrikulären Hypertrophie nachgewiesen werden. Nach Cilazaprilbehandlung glich sich die Morphologie der Kardiozyten bei SHR weitgehend denen von unbehandelten normotensiven Ratten an, wohingegen die Myofibrillen von captoprilbehandelten Ratten ungeordnet, nicht parallel und schmaler als normalerweise vorlagen. Darüber hinaus waren elektronenoptisch transparente Sarkoplasmabereiche zwischen den Myofibrillenbündeln nachweisbar. Auch die Mitochondrien wiesen Veränderungen auf. Bei den W-Ratten konnten durch die beiden Substanzen keine statistisch signifikanten Veränderungen des Blutdrucks, des Ventrikelgewichts oder des Hypertrophieindex induziert werden. Allerdings wurden für beide Substanzen unterschiedliche Wirkungen auf die morphologische Ultrastruktur des Myokards bestätigt. Diese Beobachtungen geben Hinweise darauf, dass diese beiden in ihrer molekularen Struktur verschiedenen Substanzen einen unterschiedlichen Einfluss auf Gewebe ausüben, obwohl sie hinsichtlich Blutdruck und linksventrikulärer Masse ähnliche Effekte auslösen.

Prof. A Pirrelli
Istituto di Patologia Speciale Medica e
Metodologia Clinica, Università di Bari
Policlinico, Piazza G. Cesare 11
I-70100 Bari (Italien)

Einleitung

Neben der Senkung des arteriellen Blutdrucks sind Angiotensin-Konversionsenzym (ACE)-Hemmer sowohl beim Menschen [1–5] als auch im Tierversuch [6–8] in der Lage, eine linksvertrikuläre Hypertrophie (LVH) zurückzubilden. Durch die Entdeckung eines gewebespezifischen Renin-Angiotensin-Aldosteron-Systems werden neue Hypothesen diskutiert, die sich mit der Rolle dieses Systems hinsichtlich der Entstehung und der Fortentwicklung einer pathologischen LVH befassen. Es besteht die Annahme [9, 10], dass eine LVH nicht ausschliesslich das Resultat von mechanischen Einflüssen ist [11], sondern dass auch genetische [12], humorale und ionische Faktoren [13–15] für Entstehung und Fortentwicklung mitverantwortlich sind. Es konnte gezeigt werden, dass Angiotensin II sogar in nicht hypertensiv wirkenden Dosen die RNS-, die DNS- und die Proteinsynthese im Myokard stimuliert [16, 17] und damit zur Unterstützung der Hypothese beiträgt, nach der unabhängig vom Blutdruck nicht hämodynamische Faktoren in irgendeiner Weise an einer LVH beteiligt sind.

Es hat den Anschein, dass durch Reduzierung der Angiotensin-II-Konzentration im Blutkreislauf und in den Geweben [18] die ACE-Hemmer nicht nur einen hohen Blutdruck senken, sondern darüber hinaus auch eine ganz wichtige Rolle spielen, indem sie die Masse des hypertrophierten linken Ventrikels verkleinern. Allerdings sind die Einflüsse der verschiedenen ACE-Hemmer auf Gewebsebene, wie von mehreren Untersuchungen festgestellt [18–21], unterschiedlich. Sie entsprechen den unterschiedlichen physikochemischen Eigenschaften der jeweiligen Substanz.

Ziel dieser Arbeit

Wir haben im Rahmen einer Langzeitbehandlung mit den ACE-Hemmern Cilazapril und Captopril bei spontan hypertensiven Ratten (SHR) und vergleichend bei Kontrolltieren die Auswirkung auf die Ultrastruktur des Myokards untersucht. Die genannten ACE-Hemmer unterscheiden sich in bezug auf ihre Molekülstruktur und ihre pharmakologischen Eigenschaften [22]. In dieser Studie verglichen wir die beiden Substanzen unter dem Gesichtspunkt ihrer blutdrucksenkenden Wirkungen und ihrer Eigenschaften, eine Reduktion der Ventrikelhypertrophie herbeizuführen. Weiterhin sollte abgeklärt werden, ob Schädigungen in ultrastrukturellen Gewebebereichen (hier besonders die Myokardiozyten betreffend, wenn sich bei SHR eine LVH entwickelt) wieder normalisiert werden können.

Material und Methodik

Wir führten unsere Untersuchungen mit zwei Gruppen, SHR und Wistar (W), männlicher Ratten durch (Charles River, Italien). Mit Beginn ihrer 4. Lebenswoche wurden die Tiere getrennt und unter Standardbedingungen (konstanter Licht/Dunkel-Rhythmus, 25 °C Temperatur, ausgeglichene Ernährung mit Berücksichtigung von Kalorien- und Salzaufnahme) gehalten, bis sie getötet wurden. Jede Woche wurden über eine am Schwanz des Tieres angelegte Manschette (Digital Pressure meter LE 5000 – Letica) Blutdruck und Herzfrequenz gemessen, das Körpergewicht wurde notiert. Nach der Tötung der Tiere wurden das Gewicht des gesamten Herzens, des linken Ventrikels und der Hypertrophieindex (Ventrikelgewicht/Körpergewicht) bestimmt.

Von der 12. Lebenswoche an, wenn die SHR stabil hypertensiv mit einer deutlichen LVH waren, kam nachfolgend beschriebenes Therapieprotokoll zur Anwendung: a) 10 SHR und 10 W-Ratten erhielten 100 mg Captopril/Tag, b) 10 SHR und 10 W-Ratten erhielten 10 mg Cilazapril/Tag, c) 10 SHR und 10 W-Ratten erhielten keine Präparate, und d) 10 SHR und 10 W-Ratten wurden zu diesem Zeitpunkt getötet. Die

Tabelle 1. Zusammenfassung der wichtigsten Ergebnisse vor und nach ACE-Hemmer-Behandlung

Alter Wochen	Körper-gewicht, g	Myokard-gewicht, g	Ventrikel-gewicht, g	Blutdruck, mm Hg		Herz-frequenz	Hypertrophie-index, mg/g
				systolisch	diastolisch		
SHR							
12 Kontrolle	266 ± 10	1,10 ± 0,2	0,74 ± 0,2	188 ± 30	98 ± 10	372 ± 50	2,80 ± 0,2
22 Kontrolle	321 ± 24	1,26 ± 0,3	0,89 ± 0,2	214 ± 36	136 ± 18	382 ± 10	2,77 ± 0,1
22 Captopril	313 ± 11	1,10 ± 0,1*	0,69 ± 0,1*	139* ± 13**	77 ± 5**	406 ± 14	2,21 ± 0,1*
22 Cilazapril	312 ± 20	0,92 ± 0,1*	0,65 ± 0,1*	135 ± 10**	78 ± 11**	411 ± 14	2,15 ± 0,1*
Wistar							
12 Kontrolle	381 ± 20	1,10 ± 0,1	0,72 ± 0,1	136 ± 8	80 ± 7	310 ± 60	1,80 ± 0,1
22 Kontrolle	486 ± 25	1,23 ± 0,2	0,85 ± 0,2	142 ± 12	90 ± 5	370 ± 45	1,75 ± 0,2
22 Captopril	425 ± 30	1,18 ± 0,2	0,75 ± 0,1	129 ± 5	82 ± 2	363 ± 14	1,64 ± 0,2
22 Cilazapril	489 ± 20	1,16 ± 0,1	0,76 ± 0,2	129 ± 10	89 ± 15	358 ± 15	1,65 ± 0,1

* $p < 0{,}05$ vs. Kontrolle (t-Test nach Student für gepaarte Werte), ** $p < 0{,}001$.

jeweilige Substanz wurde aufgelöst im Trinkwasser verabreicht (der Flüssigkeitsbedarf wurde zuvor bestimmt). Die Behandlung wurde 10 Wochen lang durchgeführt. Die Dosierung der ACE-Hemmer wurde in Übereinstimmung mit den in der Literatur angegebenen Dosen gewählt [23–26]. Vor dem Töten wurden die Tiere mit Äther anästhesiert und nach einer Thorakotomie das noch schlagende Herz entfernt und gewogen. Dann wurde der linke Ventrikel abgetrennt und gewogen. Der anterioren Wand des linken Ventrikels wurden kleine Gewebeteilchen entnommen und durch Eintauchen in 0,1 *M* Phosphatpuffer mit 3% Glutaraldehyd fixiert und dann im gleichen Puffer 12 h lang gewaschen. Danach wurden die Gewebestückchen in 1%igem Osmiumtetroxid aufgenommen, in aufsteigender Alkoholreihe entwässert und in Epon 812 eingebettet. Mit einem Ultramikrotom (LKB V) wurden ultradünne Schnitte angefertigt; diese wurden mit Uranylazetat und Bleizitrat gefärbt und unter einem Zeiss 9A Elektronenmikroskop ausgewertet.

Auswertung der Daten

Die erhaltenen Untersuchungsdaten (als Mittelwert ± Standardabweichung) wurden mit dem t-Test nach Student für gepaarte Werte analysiert.

Ergebnisse

Arterieller Blutdruck, Herzfrequenz und Hypertrophieindex

Die gemessenen Werte von Blutdruck und Herzfrequenz für beide Tiergruppen vor und nach der ACE-Hemmer-Therapie zeigt Tabelle 1. Es zeigt sich deutlich, dass von der 12. Lebenswoche an die SHR im Vergleich mit den W-Tieren einen signifikant ($p < 0{,}001$) erhöhten systolischen und diastolischen Blutdruck hatten.

Nach der 10wöchigen Therapie mit Captopril lagen die Blutdruckwerte bei den W-Tieren genau so hoch wie in der nicht behandelten W-Gruppe, während demgegenüber aber bei den behandelten SHR der arterielle systolische (–35%) und diastolische (–43%) Blutdruck signifikant ($p < 0{,}001$) gesenkt wurden. Ebenso wurden der systolische (–37%) und der diastolische (–43%) Blutdruck bei den mit Cilazapril behandelten Tieren signifikant ($p < 0{,}001$) gesenkt. In der Gruppe der mit Cilazapril behandelten W-Tiere konnten im Vergleich mit der nicht behandelten Gruppe keine statistisch signifikanten Blutdruckveränderungen beobachtet werden.

Weiterhin ist in Tabelle 1 auch der Hypertrophieindex für die verschiedenen Tiergruppen aufgeführt. Die mit Captopril und Cilazapril behandelten W-Ratten zeigten hinsichtlich des Ventrikelgewichts nur nicht signifikante Reduzierungen (–12% und –10%); auch Änderungen des Hypertrophieindexes waren statistisch nicht signifikant. Die SHR zeigten durch Captopril eine 20%ige, durch Cilazapril eine 22%ige Reduktion des Ventrikelgewichts, und darüber hinaus waren die Änderungen im Hypertrophieindex signifikant ($p < 0{,}05$).

Elektronenmikroskopie

22 Wochen alte W-Ratten ohne Medikation (Abb. 1A)

Die Myokardiozyten sind regelmässig geformt und von einer weichen Plasmamembran umhüllt, die wiederum von einer kräftig entwickelten Basalmembran umgeben ist. Die Kernmembranen sehen zerklüftet aus, und die Nukleoli heben sich von einer mit Chromatinknötchen fein granulierten Matrix ab. Das Zytoplasma ist beinahe vollständig angefüllt mit Myofibrillen und Mitochondrien, vereinzelt sieht man aber dazwischen auch ein endoplasmatisches Retikulum und Glykogenkörnchen. Die Myofibrillen sind mit ihren Myofilamenten in Reih und Glied aneinandergereiht. Die Mitochondrien, die zahlreiche Cristae innherhalb einer klaren (transparent im EM) Matrix aufweisen, sind zwischen den Myofibrillen in langgezogenen Reihen angeordnet. Im Bereich der Ebnerschen Glanzstreifen im Herzmuskel, den Kontaktbereichen zwischen den Herzmuskelzellen, stehen die benachbarten Zellen über Fortsätze mit denen der nächsten Zelle verflochten in enger Verbindung. Die typischen interzellulären Verbindungen (Nexus, Fasciae adhaerentes und Desmosomen) sind deutlich zu sehen und erscheinen normal.

22 Wochen alte SHR ohne Medikation (Abb. 1B, C)

Die Plasmamembran der Herzmuskelzelle ist überall intakt, die Basalmembran ist zusammenhängend. Die Zellkerne sind unregelmässig geformt. Die Sarkomeren im Myofibrillenbereich erscheinen manchmal kontrahiert oder auch entspannt, so dass die Myofibrillen nicht in einer Reihe aneinanderliegend erscheinen. Auch die Mitochondrien sind nicht regelmässig angeordnet, sondern irgendwie zwischen den Myofibrillen verstreut. Darüber hinaus ist zu beobachten, dass sie oft nur wenige und unregelmässige Cristae haben; das Erscheinungsbild der Matrix zeigt hohe Elektronendichte. Sarkoplasma ist reichlich vorhanden mit nur wenigen Glykogenkörnchen. Fast alle Glanzstreifen erscheinen insofern modifiziert, als die nebeneinanderliegenden Plasmamembranen manchmal abgelöst sind; die für die Aneinanderhaftung verantwortlichen interzellulären Bindemechanismen (Fasciae adhaerentes und Desmosomen) sind in diesen Bereichen zerstört.

22 Wochen alte W-Ratten nach Cilazaprilbehandlung (Abb. 2)

Cilazaprilbehandelte und nicht behandelte W-Ratten wiesen in bezug auf die wesentlichen Charakteristika in der Ultrastruktur der Herzmuskelzelle eines Myokardiums keine nennenswerten Unterschiede auf. Dennoch scheint es wichtig, besonders zu betonen, dass die Ultrastruktur der Myofibrillen voll und ganz in Ordnung ist, reichlich Glykogenkörnchen vorhanden sind und auch die interzellulären Verbindungen (Nexus, Fasciae adhaerentes und Desmosomen) im Vergleich mit den Kontrollen nicht modifiziert sind.

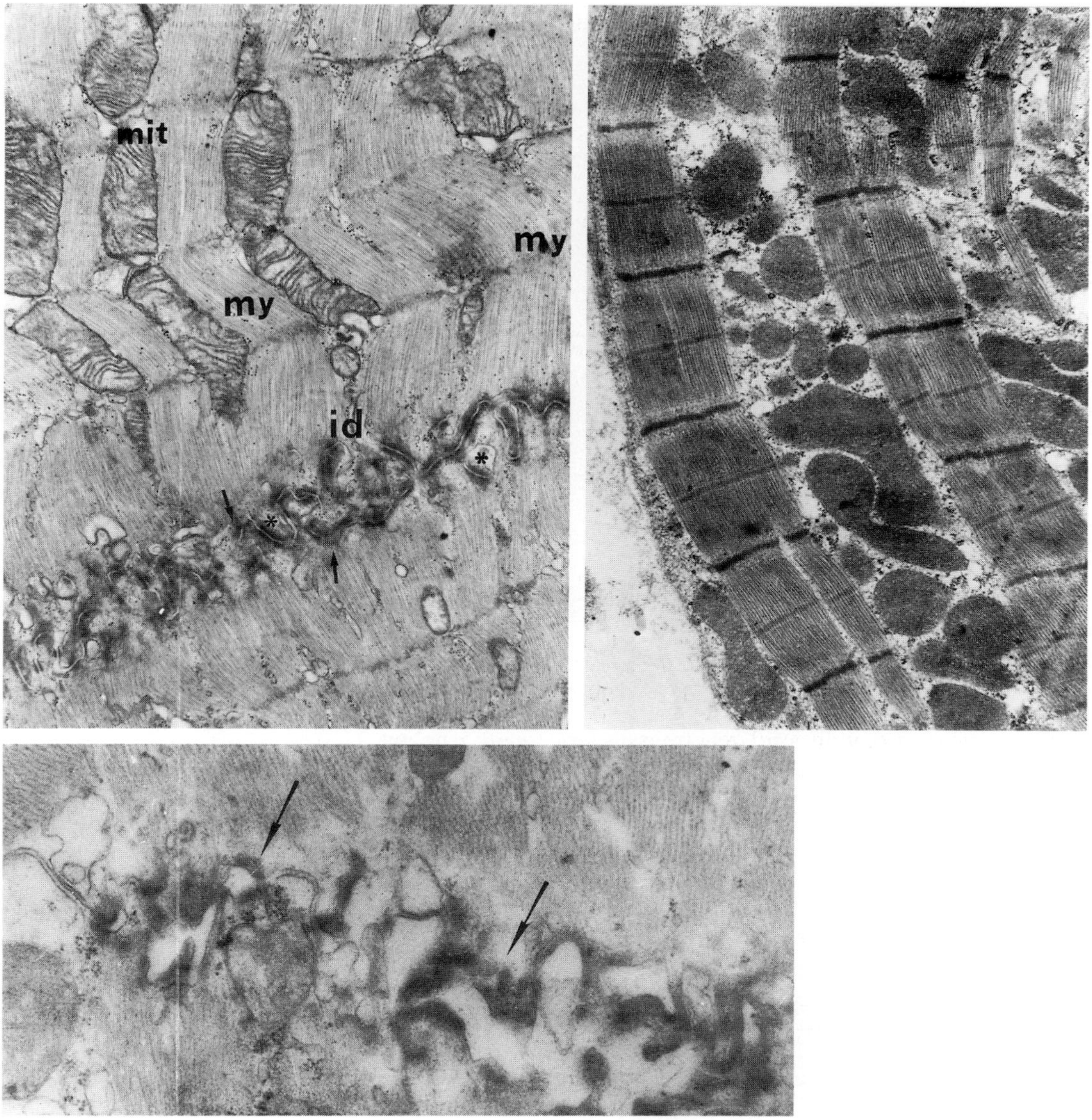

A B C

Abb. 1. Ultradünne Myokardschnitte von W-Ratten (**A**) und SHR (**B**, **C**) ohne pharmakologische Behandlung. **A** Myofibrillenstränge (my, Längsschnitt) wechseln mit Reihen von Mitochondrien (mit) in regelmässiger Anordnung ab. Im Bereich eines Ebnerschen Glanzstreifens (id) sind Fasciae adhaerentes (Pfeile) und Desmosomen (Sternchen) zu erkennen. × 15 000. **B** Die Myofibrillen werden durch Mitochondrien getrennt, die nicht regelmässig angeordnet sind. Sie sind durch verschiedene Formen und Grössen, wenig Cristae und eine elektronendichte Matrix gekennzeichnet. × 15 000. **C** In einem veränderten Ebnerschen Glanzstreifen zeigten die Plasmamembranen deutlich sichtbare Ablösungen (Pfeile). × 47 500.

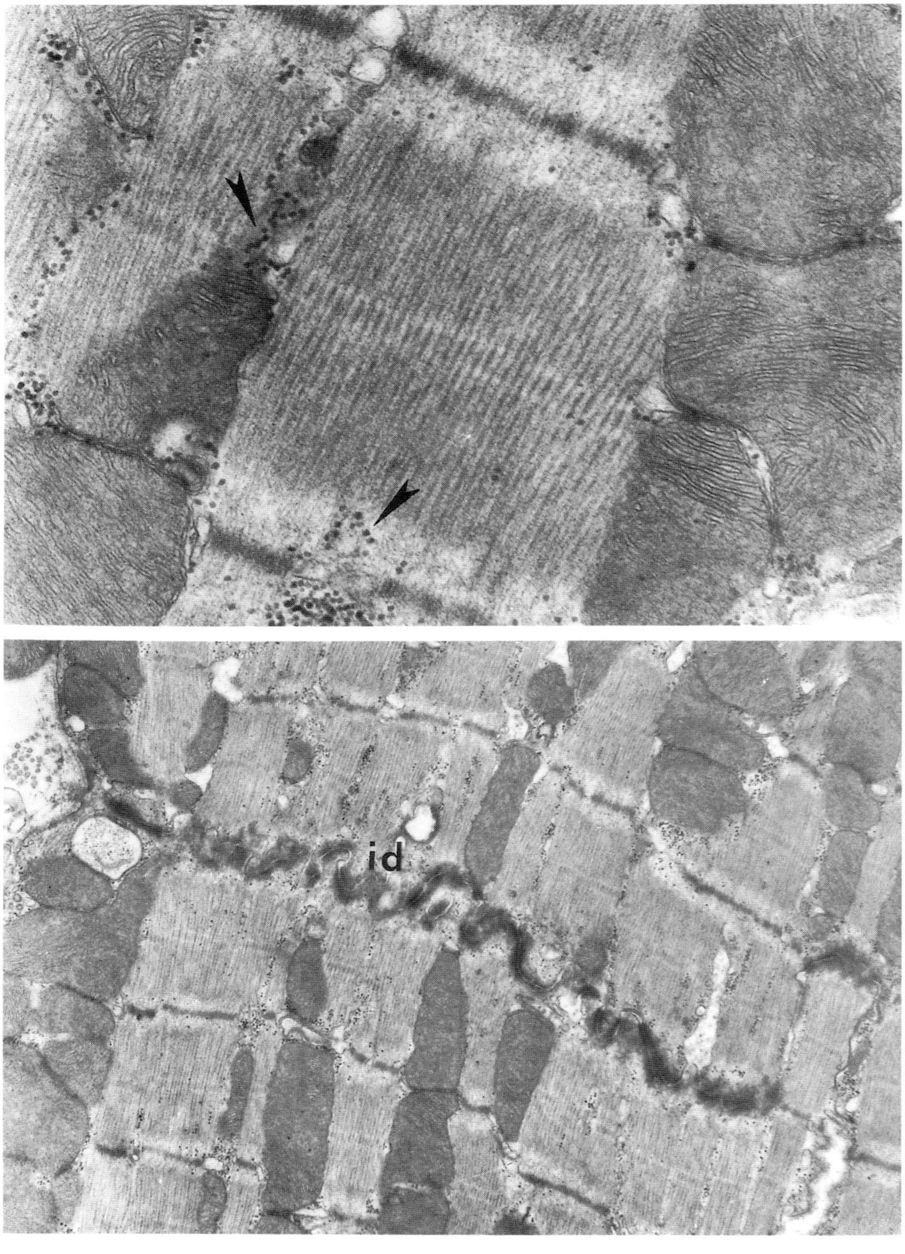

A

B

Abb. 2. Ultradünne Myokardschnitte von W-Ratten nach der Cilazaprilbehandlung. **A** Glykogenkörnchen (Pfeilspitzen), isoliert und in kleinen Clustern zusammenliegend, sind zwischen und innerhalb der entspannten Myofibrillen, die von regelmässig in den Sarkomeren angeordneten Myofilamenten aufgebaut sind, verteilt. Die reich mit Cristae ausgestatteten Mitochondrien liegen zwischen den Myofibrillen. × 47 500. **B** Ein Glanzstreifen (id) verbindet mit augenscheinlich normalen Verbindungssystemen die aneinanderliegenden Myokardiozyten eng. × 15 000.

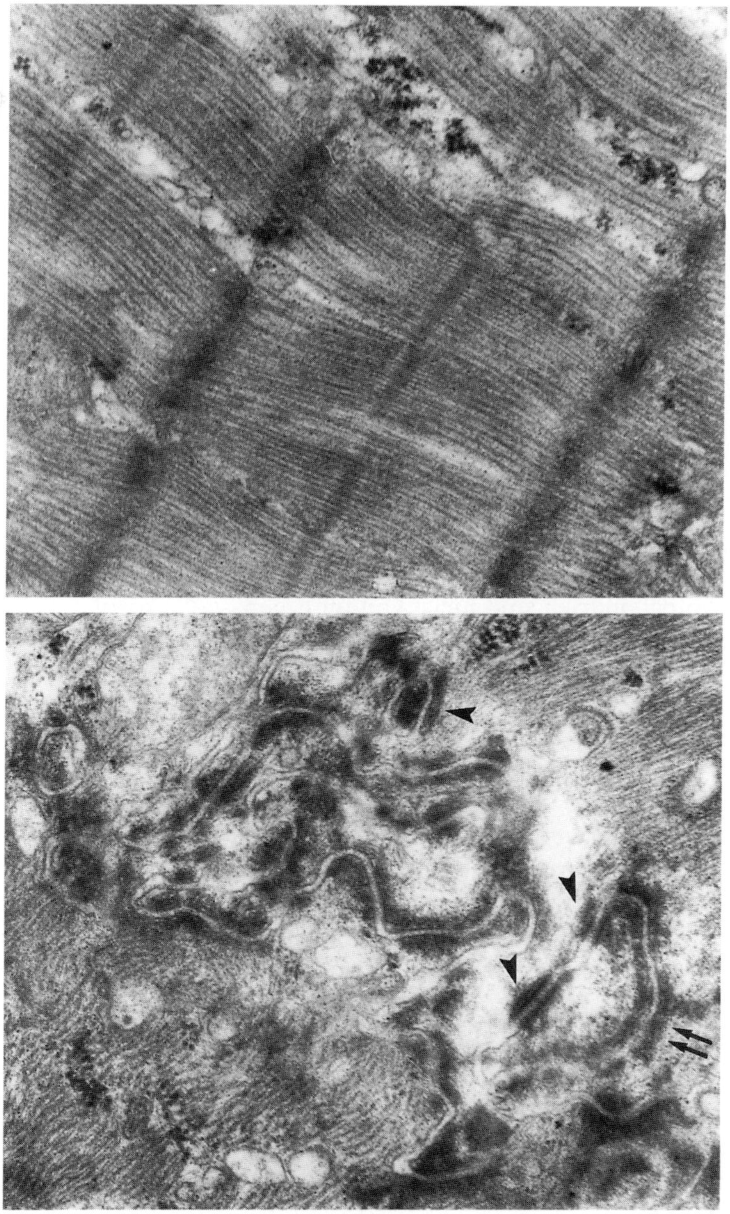

Abb. 3. Ultradünne Myokardschnitte von SHR nach Cilazaprilbehandlung. × 47500. **A** Eine kleine Gruppe kontraktierter Myofibrillen wird von schmalen Spalten, gefüllt mit Clustern von Glykogenkörnchen, geteilt. **B** Der komplizierte Verlauf der Plasmamembranen der Herzmuskelzelle im Bereich eines Glanzstreifens; Desmosomen (Pfeilspitzen) und Fasciae adhaerentes (Doppelpfeil) sind gut zu erkennen.

22 Wochen alte SHR nach Cilazaprilbehandlung (Abb. 3)

Die Morphologie der Herzmuskelzellen scheint nicht verschlechtert zu sein und entspricht weitgehend dem Myokard unbehandelter W-Ratten. Myofibrillen und Mitochondrien sind innerhalb des Sarkoplasmas regelmässig verteilt, Glykogenkörnchen sind fast nicht vorhanden. Einige der Mitochondrien haben nur wenige Cristae. Im Bereich der

Disci intercalares scheinen die Plasmamembranen normal miteinander verbunden und durch gut entwickelte Verbindungssysteme fest zusammengehalten.

22 Wochen alte W-Ratten nach Captoprilbehandlung (Abb. 4)

Die meisten Myokardiozyten sind vergrössert, wirken angeschwollen und sind von einer verdickten Plasmamembran umgeben; diese und die Basalmembran weisen gelegentlich Unterbrechungen auf. Das Zytoplasma ist nicht vollständig mit Myofibrillen ausgefüllt, die Mitochondrien liegen ungeordnet vor und sind durch ausgedehntes, augenscheinlich leeres, grossflächiges, hoch elektronentransparentes Sarkoplasma getrennt, das kaum Organellen und Glykogenpartikel enthält. Die Mitochondrien sind meist von unregelmässiger Gestalt und mit einer elektronendichten homogenen Matrix angefüllt. In einigen von ihnen sind übermässig viele Cristae, in anderen dagegen kaum welche zu sehen.

Die Myofibrillen sind verändert, es gibt verschiedene Grössen: dünne, unregelmässig und schräg liegende Myofibrillen sind häufiger zu entdecken als regelmässig ausgerichtete. Im Bereich der Disci intercalares haben die benachbarten Plasmamembranen kaum Kontakt miteinander, und die Verbindungssysteme, Fasciae adhaerentes und Desmosomen, sind nur schlecht wahrzunehmen.

22 Wochen alte SHR nach Captopril-Behandlung (Abb. 5)

Die Plasmamembranen sind an verschiedenen Stellen unterbrochen. Einige Kerne sind stärker gelappt, als es normalerweise der Fall ist, bei anderen ist deutlich eine Karyolyse erkennbar. Gelegentlich gibt es auch Zellkerne, die zerbrochen und degeneriert sind. Zusätzlich zu normal erscheinenden Mitochondrien gibt es einige dieser Zellorganelle, die kaum Cristae haben und auch eine granulär erscheinende Matrix. Die Myofibrillen liegen schräg und durcheinander, einige sind kleiner als normalerweise; zwischen ihnen gibt es auffallende Regionen transparenten Sarkoplasmas, in dem weder irgendwelche Organelle noch Glykogenkörnchen zu sehen sind. In der Kontaktregion zwischen zwei Zellen sind die Plasmamembranen manchmal voneinander gelöst und die Verbindungen zerstört.

Diskussion

Diese Untersuchungen bestätigen, dass bei SHR Entstehung und Fortentwicklung einer LVH mit Veränderungen der kontraktilen Fibrillen, Mitochondrien und interzellulären Verbindungssysteme der Herzmuskelzellen korreliert sind.

Diese Modifikationen können zusammen mit weiteren biochemischen Veränderungen im ultrastrukturellen Bereich, die an anderer Stelle beobachtet wurden [27–30], eine Erklärung dafür sein, warum eine LVH mit deutlichen pathophysiologischen Auswirkungen einhergeht: reduzierte diastolische Compliance [31, 32], abnehmende Auswurffraktion, Verminderung der Koronarreserve [33, 34] und höhere Wahrscheinlichkeit von Arrhythmien als Folge einer veränderten Reizleitung [35, 36]. Die Gabe der ACE-Hemmer Cilazapril oder Captopril an SHR in einem Alter, in dem sich die arterielle Hypertonie fest etabliert hat und eine deutliche Massenzunahme des linken Ventrikels zu sehen ist, führt zu einer signifikanten Blutdrucksenkung, zu einer Reduzierung der Masse des linken Ventrikels und daraus resultierend zu einem niedrigeren Hypertrophieindex.

Ähnliche Ergebnisse sind in anderen tierexperimentellen Studien und Untersuchungen am Menschen beobachtet worden [37–42]. Hieraus ergeben sich Hinweise, dass bestimmte Antihypertensiva neben ihren blut-

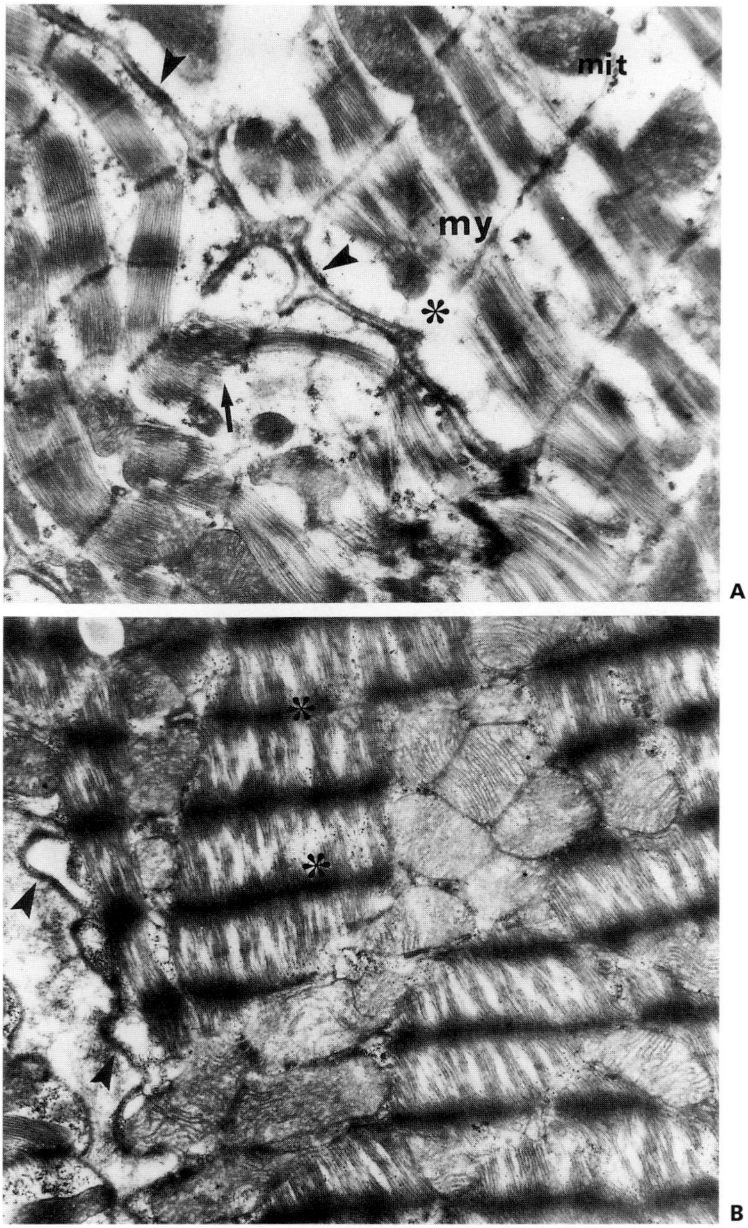

Abb. 4. Ultradünne Myokardschnitte von W-Ratten nach Captoprilbehandlung. **A** Dünne und ungeordnete Myofibrillen (my) liegen verstreut in einem sehr klar erscheinenden Sarkoplasma (Sternchen); Mitochondrien (mit) sind nur spärlich vorhanden; einige Myofibrillen weisen einen Zickzackverlauf auf (Pfeil). Die Plasmamembran der Myokardiozyte ist verdickt (Pfeilspitzen). × 15 000. **B** Sehr starke Z-Linien (Sternchen) unterstreichen die Grenze zwischen den benachbarten Sarkomeren. Die Myofilamente liegen durcheinander, die Plasmamembran ist verdickt und unregelmässig nach aussen gedrückt (Pfeilspitzen). × 15 000.

drucksenkenden Eigenschaften auch noch die linksventrikuläre Masse reduzieren, wodurch zusätzlich die Pumpfunktion des Myokards verbessert wird [1, 10, 41, 42]. Die verschiedenen Einflüsse, die durch Cilazapril und Captopril auf die ultrastrukturelle Morphologie des Myokards ausgeübt werden, verdienen Beachtung.

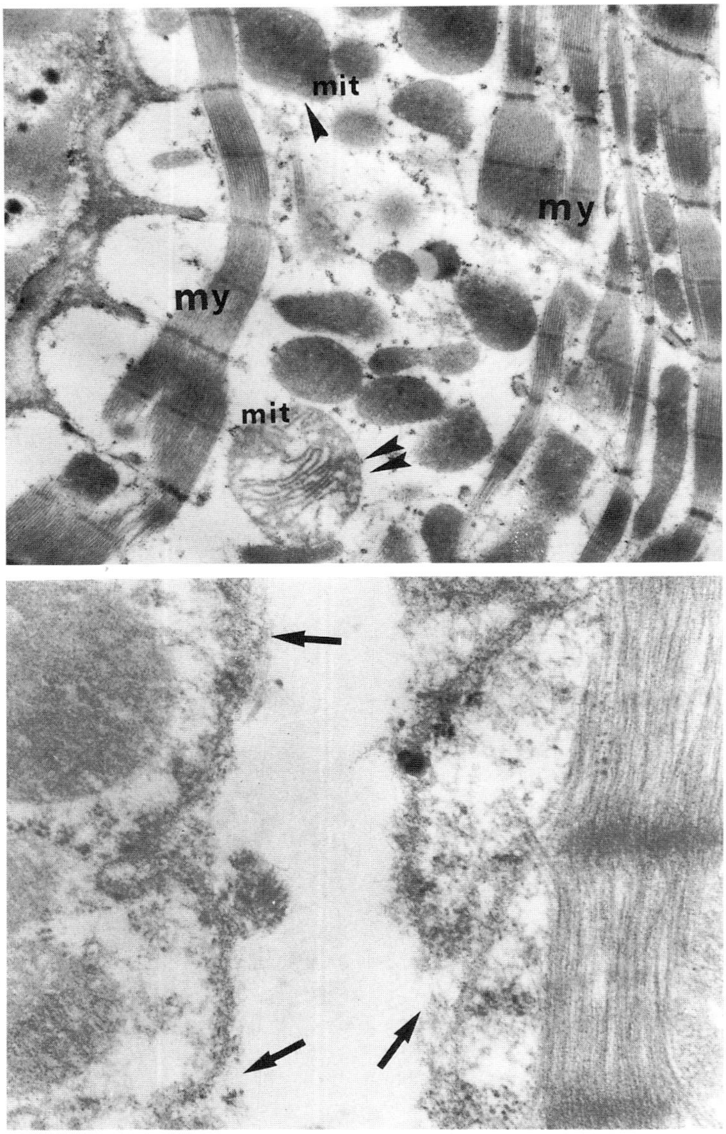

A

B

Abb. 5. Ultradünne Myokardschnitte von SHR nach Captoprilbehandlung. **A** In einem elektronentransparenten Sarkoplasma mit ungeordnet liegenden Myofibrillen (my) verschiedener Grösse sind modifizierte, aufgeschwollen aussehende Mitochondrien mit einer klaren Matrix (mit, Doppelpfeil) und zusammengefasst in einer dichten granulierten Matrix zu sehen (mit, Pfeilkopf). × 15 000. **B** Einbrüche (Pfeile) in den Plasmamembranen der benachbart liegenden Kardiomyozyten. × 47 500.

Es sieht so aus, als ob Cilazapril die bei SHR in Verbindung mit der Hypertrophie veränderte ultrastrukturelle Morphologie des Myokards so verbessern kann, dass nahezu der Normalzustand wiederhergestellt wird. Demgegenüber bewirkte Captopril andere Veränderungen an der myokardialen Ultrastruktur sowohl bei SHR wie auch bei Kontrolltieren, während der Hypertrophieindex genauso gesenkt wurde. Diese Beobachtungen weisen darauf hin, dass es zwischen den beiden ACE-Hemmern mit ihren unterschiedlichen Molekülstrukturen trotz des vergleichbaren Effekts auf Blutdruck und ventrikuläre

Hypertrophie offensichtliche Unterschiede in bezug auf Einfluss auf Gewebe gibt. Ergebnisse, die von Fröhlich [4] und Fröhlich et al. [16] berichtet wurden, unterstützen diese Annahme. Sie konnten zeigen, dass durch Captopril bei SHR und WKY-Ratten eine Reduzierung der linksventrikulären Masse dann erfolgt, wenn die Nachlast abrupt gesteigert wird. Bei Tieren, die mit Cilazapril behandelt wurden, trat diese Reaktion nicht auf. Aus Spekulationen hierüber geht hervor [16, 21], dass dies möglicherweise in der unterschiedlichen molekularen Affinität gegenüber dem lokalen Renin-Angiotensin-System oder auch in der Fähigkeit, in die Kardiozyten einzudringen, liegen könnte. Als Folge würde sich dies dann im weiteren auf die intrazellulären Wachstumsfaktoren oder die Proteinsynthese jeweils anders auswirken. Eine denkbare Möglichkeit wäre auch, dass die reaktiven Gruppen dieser Moleküle diverse Interaktionen mit anderen intrazellulären Komponenten des Myokardiums in die Wege leiten. Angesichts dieser Überlegungen könnte eine kombinierte morphologische, morphometrische und enzymatische Studie die erforderlichen Erkenntnisse über den strukturellen, metabolischen und funktionellen Status im Myokardgewebe während der Entwicklung und Stabilisierung einer LVH erbringen; aber auch, wie sich dieser Zustand durch eine Antihypertensivabehandlung normalisiert.

Literatur

1 Nakashima Y, Fouad FM, Tarazi RC: Regression of left ventricular hypertrophy from systemic hypertension by enalapril. Am J Cardiol 1984;53:1044–1049.

2 Asmar RG, Journo HJ, Lacolley PJ, Santoni JP, Billaud E, Levy BI, Safar ME: Treatment for one year with perindopril: Effect on cardiac mass and arterial compliance in essential hypertension. J Hypertens 1988; suppl 6:S33–S39.

3 Eichstaedt H, Danne O, Langer M, Cordes M, Schubert C, Felix R, Schmutzler H: Regression of left ventricular hypertrophy under ramipril treatment investigated by nuclear magnetic resonance imaging. J Cardiovasc Pharmacol 1989;13 (suppl 3):S75–S80.

4 Frohlich ED: Left ventricular hypertrophy, cardiac diseases and hypertension: Recent experiences. J Am Coll Cardiol 1989;14:1587–1594.

5 Messerli FH, Oren S, Grossman E: Left ventricular hypertrophy and antihypertensive therapy. Drugs 1988;35(suppl 5):27–33.

6 Pfeffer JM, Pfeffer MA, Mirsky I, Braunwald E: Regression of left ventricular hypertrophy and prevention of left ventricular dysfunction by captopril in the spontaneously hypertensive rat. Proc Natl Acad Sci USA 1982;79:3310–3314.

7 Linz W, Scholkens BA, Ganten D: Converting enzyme inhibition specificially prevents the development and induces regression of cardiac hypertrophy in rats. Clin Exp Hypertens [A] 1989;11:1325–1350.

8 Clozel JP, Kuhn H, Hefti F: Effects of chronic ACE inhibition on cardiac hypertrophy and coronary vascular reserve in spontaneously hypertensive rats with developed hypertension. J Hypertens 1989;7: 267–275.

9 Frohlich ED, Tarazi RC: Is arterial pressure the sole factor responsible for hypertensive cardiac hypertrophy? Am J Cardiol 1979;44:959–963.

10 Messerli FH: Antihypertensive therapy: Going to the heart of the matter. Circulation 1990;81:1128–1135.

11 Dahlof B: Factors involved in the pathogenesis of hypertensive cardiovascular hypertrophy. A review. Drugs 1988;35(suppl 5):6–26.

12 Starksen NF, Simpson PC, Bishopric N, Coughlin SR, Lee WM, Escobedo JA, Williams LT: Cardiac myocyte hypertrophy is associated with c-myc protooncogene expression. Proc Natl Acad Sci USA 1986; 83:8348–8350.

13 Sen S, Tarazi RC: Myocardial catecholamines in hypertensive ventricular hypertrophy; in Tarazi RC, Dumbar JB (Hrsg): Perspectives in Cardiovascular Research. New York, Raven Press, 1983, pp 309–318.

14 Schener J: Alteration in sarcoplasmic reticulum in cardiac hypertrophy; in Tarazi RC, Dumbar JB (Hrsg): Perspectives in Cardiovascular Research. New York, Raven Press, 1983, pp 111–122.

15 Gevers W: Calcium and contractile mechanism in heart and smooth muscle; in Opie L (Hrsg): Calcium Antagonists and Cardiovascular Diseases. New York, Raven Press, 1984, pp 67–73.

16 Frohlich ED, Iwata T, Sasaki O: Clinical and physiologic significance of local tissue renin angiotensin systems. Am J Med 1989;87: 19S–23S.
17 Re RN: Angiotensin II, cellular growth and the sequelae of hypertension; in MacGregor GA, Sever PS (Hrsg): Current Advances in ACE Inhibition. Edinburgh Churchill-Livingston, 1989, pp 47–52.
18 Ganten D, Mullins J, Lindpaintner K: The tissue renin-angiotensin system: A target for angiotensin-converting enzyme inhibitors. J Hum Hypertens 1989;3(suppl 1):63–70.
19 Ondetti MA: Structural relationships of angiotensin-converting enzyme inhibitors to pharmacologic activity. Circulation 1988;77:I74–I78.
20 Johnston CI, Mendelsohn FA, Cubela RB, Jackson B, Kohzuki M, Fabris B: Inhibition of angiotensin-converting enzyme (ACE) in plasma and tissues: Studies ex vivo after administration of ACE inhibitors. J Hypertens 1988;suppl 6:S17–S22.
21 Dzau VJ: Circulating versus local renin-angiotensin system in cardiovascular homeostasis. Circulation 1988;77(suppl 1):4–13.
22 Kostis JB: Angtiotensin-converting enzyme inhibitors. Emerging differences and new compounds. Am J Hypertens 1989;2:57–64.
23 Antoniaccio MJ, McGill M: Comparative effects of captopril and MK 421 on sympathetic function in spontaneously hypertensive rats. Am J Cardiol 1982;49:1533.
24 Snyder DW, Laughlin WB: Lack of a central action of captopril following chronic administration. Circulation 1982;66(suppl II):165.
25 Hefti F, Fischli W, Gerold M: Cilazapril prevents hypertension in spontaneously hypertensive rats. J Cardiovasc Pharmacol 1986;8:641–648.
26 Clozel JP, Kuhn H, Hefti F: Effects of cilazapril on the cerebral circulation in spontaneously hypertensive rats. Hypertension 1989;14:645–651.
27 Pauletto P, Vescovo G, Scannapieco G, Angelini A, Piccolo D, Pessina AC, Dalla Libera L, Carraro U, Dal Palu C: Progression and regression of cardiac hypertrophy in hypertensive rats: Biochemical and molecular changes in ventricular myosin. J Hypertens 1986;suppl 4:S135–S137.
28 Weber KT, Janicki JS, Pick R, Abrahams C, Shroff SG, Bashey RI, Chen RM: Collagen in the hypertrophied, pressure-overloaded myocardium. Circulation 1987;75:I40–I47.
29 Anversa P, Melissari M, Beghi C, Olivetti G: Structural compensatory mechansims in rat heart in early spontaneous hypertension. Am J Physiol 1984;246:H739–H746.
30 Engelmann GL, Vitullo JC, Gerrity RG: Morphometric analysis of cardiac hypertrophy during development, maturation, and senescence in spontaneously hypertensive rats. Circ Res 1987;60:487–494.
31 Fouad FM, Slominski JM, Tarazi RC: Left ventricular diastolic function in hypertension: Relation to left ventricular mass and systolic function. J Am Coll Cardiol 1984;3: 1500–1506.
32 Devereux RB: Left ventricular diastolic dysfunction: Early diastolic relaxation and late diastolic compliance. J Am Coll Cardiol 1989; 13:337–339.
33 Magrini F, Reggiani P, Roberts N, Meazza R, Ciulla M, Zanchetti A: Effects of angiotensin and angiotensin blockade on coronary circulation and coronary reserve. Am J Med 1988;84:55–60.
34 Hoffman JI: A critical view of coronary reserve. Circulation 1987;75: I6–I11.
35 Messerli FH, Ventura HO, Elizardi DJ, Dunn F, Frohlich ED: Hypertension and sudden death. Increased ventricular ectopic activity in left ventricular hypertrophy. Am J Med 1984:77:18–22.
36 McLenachan JM, Henderson E, Morris KI, Dargie HJ: Ventricular arrhythmias in patients with hypertensive left ventricular hypertrophy. N Engl J Med 1987;317:787–792.
37 Pauletto P, Nascimben L, Piccolo D, Secchiero S, Vescovo G, Scannapieco G, Dalla Libera L, Carraro U, Pessina AC, Dal Palu C: Ventricular myosin and creatine kinase isoenzymes in hypertensive rats treated with captopril. Hypertension 1989; 14:556–562.
38 Linz W, Scholkens BA, Ganten D: Converting enzyme inhibition specifically prevents the development and induces regression of cardiac hypertrophy in rats. Clin Exp Hypertens [A] 1989;11:1325–1350.
39 Clozel JP, Hefti F: Cilazapril prevents the development of cardiac hypertrophy and the decrease of coronary vascular reserve in spontaneously hypertensive rats. J Cardiovasc Pharmacol 1988;11:568–572.
40 Eichsteadt H, Danne O, Langer M, Cordes M, Schubert C, Felix R, Schmutzler H: Regression of left ventricular hypertrophy under ramipril treatment investigated by nuclear magnetic resonance imaging. J Cardiovasc Pharmacol 1989;13 (suppl 3):S75–S80.
41 Sanchez RA, Traballi CA, Marco EJ, Cianciulli T, Giannone CA, Ramirez AJ: Long-term evaluation of cilazapril in severe hypertension. Assessment of left ventricular and renal function. Am J Med 1989;87: 56S–60S.
42 Natsume T, Kardon MB, Pegram BL, Frohlich ED: Ventricular performance in spontaneously hypertensive rats (SHR) with reduced cardiac mass. Cardiovasc Drug Ther 1989;3:433–439.

Cardiology 1993;82(suppl 1):55–68

J. Mayer

Medizinische
Universitätspoliklinik Marburg,
BRD

Zusammenhänge zwischen arterieller Hypertonie und Schlafapnoe

Relationship between Arterial Hypertension and Sleep Apnea

Schlüsselwörter
Arterielle Hypertonie
Schlafapnoe
Schlafbezogene Atmungsstörungen

Einleitung

Untersuchungen der letzten Jahre haben gezeigt, dass bei einer Vielzahl von Patienten Störungen der Atmung im Schlaf auftreten, bei denen insbesondere in den Tiefschlafstadien und im REM-Schlaf ein adäquater Atemfluss von den Steuerungsmechanismen und der Atemmuskulatur nicht aufrechterhalten wird. Für diese Störungen hat sich der Begriff schlafbezogene Atmungsstörungen durchgesetzt. Er fasst die Schlafapnoe in ihren drei Mustern «obstruktiv», «zentral» und «gemischt», die alveoläre Hypoventilation und das Schnarchen zusammen. Die Untersuchungen der letzten Jahre haben weiterhin – besonders bezüglich des obstruktiven Schnarchens und der obstruktiven Schlafapnoe – erbracht, dass als Konsequenz dieser Atmungsstörungen ernste Probleme in anderen Funktionsbereichen, insbesondere dem Herzkreislaufsystem und der psychischen Leistungsfähigkeit der Betroffenen entstehen.

Epidemiologisch kommt den schlafbezogenen Atmungsstörungen mit Obstruktion der oberen Atemwege, der obstruktiven (bzw. gemischten) Schlafapnoe und dem obstruktiven Schnarchen, die grösste Bedeutung zu. Obstruktive Schlafapnoe bezeichnet das mindestens 10 sekündige Sistieren der Atmung im Schlaf bedingt durch einen Verschluss der Atemwege im Pharynxbereich. Davon unterscheidet sich das obstruktive Schnarchen lediglich in der Quantität der Obstruktion, der Verschluss der extrathorakalen Atemwege ist nicht komplett, aber beeinträchtigt trotzdem die Atmung in relevanter Weise.

Diese Studie wurde von der Deutschen Forschungsgemeinschaft unterstützt.

Dr. med. J. Mayer
Medizinische Poliklinik
Baldingerstrasse
D-W-3550 Marburg (BRD)

Obstruktives Schnarchen und obstruktive Apnoe sind gemeinsam die charakteristischen Muster des sogenannten obstruktiven Schlafapnoesyndroms. Im Verlauf der Erkrankung bilden sich neben der schlafbezogenen Obstruktion der oberen Atemwege zwei weitere wichtige pathogenetische Faktoren heraus. Zum einen die zentralnervöse Aktivierungsreaktion (arousal), die im Rahmen des sogenannten apnoeterminierenden Mechanismus auftritt. Letztere ist Ursache der Schlaffragmentierung und führt zu Tagesmüdigkeit, Tagesschläfrigkeit und zu den weiteren psychischen Symptomen des Leistungsabbaus am Tage. Zum anderen findet sich, wahrscheinlich im Verlauf über mehrere Jahrzehnte, ein progredientes Versagen der zentralen Atemregulation, das als Hypoventilation (zunächst nur im REM-Schlaf, später auch in anderen Schlafstadien und schliesslich auch im Wachzustand) imponiert. Schon früh wurden Zusammenhänge zwischen schlafbezogenen Atmungsstörungen und dem Blutdruckverhalten erkannt. Während jeder Apnoephase finden sich charakteristische Veränderungen. Diese sind gekennzeichnet durch einen Abfall des Blutdrucks zu Beginn der Apnoephase, dann durch einen konstanten, zum Teil auch leicht ansteigenden oder abfallenden, Verlauf während der Apnoe und durch einen überschiessenden, rapiden Anstieg am Ende der Apnoephase. Nicht selten werden in dieser letzten Phase dramatisch hohe Blutdruckwerte bis 300/150 mm Hg gesehen, welche bei einer üblichen Messung in der Praxis sofort zur Intervention führen würden. Diese Ereignisse treten zudem nicht vereinzelt auf, sondern bei ausgeprägter Schlafapnoe mehrere 100 mal während des Schlafes. Bekannt ist auch, dass sich in Abhängigkeit der Schlafstadien ein unterschiedliches Verhalten sowohl der Atmung wie des Blutdruckes findet. Während des Traum- oder REM-Schlafes sind die Apnoephasen länger und unregelmässiger, die arterielle Sauerstoffentsättigung ist ausgeprägter als im Non-REM-Schlaf. Der Blutdruck zeigt sowohl höhere Absolutwerte wie auch eine erhöhte Variabilität.

Ziel dieser Arbeit soll es sein, die derzeit relevanten Erkenntnisse zum Zusammenhang zwischen nächtlichen obstruktiven Atmungsstörungen und arterieller Hypertonie kritisch darzulegen und zu bewerten. Aus epidemiologischen Untersuchungen sowie klinischen und experimentellen Daten soll versucht werden, eine Antwort auf die Frage nach den kausalen Verknüpfungen zwischen diesen beiden Krankheitsbildern zu finden.

Prävalenz

Die Prävalenz des obstruktiven Schlafapnoesyndroms wird nach dem neuesten Bericht der American Sleep Disorders Association [1] mit 1–2% angegeben. Da diese Angabe auf Untersuchungen basiert, bei denen ein grosses Grundkollektiv angenommen wurde, aus dem aber nur ein geringer Teil der Probanden letztendlich einer apnoespezifischen Diagnostik zugeführt wurde, sind die offiziellen Schätzungen der Häufigkeit als Mindestangabe einzustufen. Die tatsächliche Prävalenz der Schlafapnoe liegt wahrscheinlich höher. Bei Männern der mittleren Altersgruppe wird von einer Prävalenz von bis zu 10% ausgegangen [2, 3].

Die Prävalenz des obstruktiven Schnarchens wurde bisher lediglich in Studien ermittelt, die sich auf Ergebnisse aus Fragebogenerhebungen stützen. Aufgrund anamnestischer Angaben lässt sich jedoch nicht hinreichend sicher klären, inwieweit es sich bei dem angegebenen Schnarchen um ein für Atmung und Schlaf irrelevantes Geräuschphänomen (sogenanntes primäres Schnarchen) oder – pathologisch relevant – um die schlafbezogene Atmungsstörung obstruktives Schnarchen bzw.

um interapnoisches Schnarchen handelt. Einklang besteht nur insofern, als Schnarchen bei mehr als 20% der Bevölkerung zu finden ist und die arterielle Hypertonie bei Schnarchern doppelt so häufig auftritt wie bei Nichtschnarchern [4–6].

Zunehmend werden die Zusammenhänge zwischen den schlafbezogenen Atmungsstörungen und kardiovaskulären Erkrankungen, insbesondere der arteriellen Hypertonie, erkannt. Peter et al. [7] legten 1983 die erste Arbeit zum Thema Schlafapnoe bei arterieller Hypertonie vor. Aus 90 langjährigen Hypertonikern wurden anhand eines Kriterienkatalogs 51 Patienten ausgewählt. Insgesamt fand sich bei 48% der Gesamtgruppe eine erhöhte Schlafapnoeaktivität mit mehr als 30 Apnoephasen während des Schlafes. Nach dieser Untersuchung an multimorbiden und unterschiedlich behandelten Hypertonikern berichtete dieselbe Arbeitsgruppe über die Ergebnisse an 60 unbehandelten Patienten im Alter von 40–59 Jahren, die bei unauffälligem Ruhe-EKG erstmals ergometriert wurden. Bei 25% fanden sich mehr als 50 Apnoephasen während des Schlafes. In Abhängigkeit der Schlafapnoeaktivität wurde eine hohe Korrelation zur arteriellen Hypertonie gefunden [8, 9]. 1984 untersuchten Kales et al. [10] die Schlafapnoeaktivität bei 50 Patienten mit arterieller Hypertonie und bei einer Kontrollgruppe mit weiteren 50 Patienten ohne Hypertonie. Bei den Hypertonikern fand sich im Mittel ein Apnoeindex von 22,4 Apnoen pro Stunde Schlaf, 30% der Patienten hatten mehr als 30 Apnoephasen pro Nacht. Die Kontrollgruppe lag sämtlich unter dieser Grenze. Lavie et al. [11] und Williams et al. [12] kamen in ihren Studien mit 26 bzw. 35% zu ähnlich hohen Werten der Prävalenz. Auch Fletcher et al. [13] fanden bei 46 Patienten mit arterieller Hypertonie in 30% einen Apnoeindex von mehr als 10 Apnoephasen pro Stunde Schlaf. Sie führten ausserdem eine Vergleichsuntersuchung an 34 alters- und gewichtsgepaarten, normotensiven Kontrollpersonen durch und bildeten weiterhin eine Gruppe von 19 Schlafapnoeikern. Die Daten wurden im Vergleich zwischen Hochdruckpatienten mit und ohne Schlafapnoe sowie mit der Kontrollgruppe statistisch analysiert. In der Gruppe mit Bluthochdruck und Schlafapnoe wurde ein Apnoeindex von 25.2/h gefunden. Dieser war signifikant höher als der in den beiden anderen Gruppen mit 3.3/h. Die Hochdruckpatienten waren mit 56.7 Jahren um 4 Jahre älter als diejenigen ohne Schlafapnoe, und ihr Idealgewicht lag mit 126% um 13% höher als dasjenige der Hypertoniker ohne Schlafapnoe; diese Unterschiede erreichten allerdings keine Signifikanz.

Angesichts der in diesen Studien angewandten unterschiedlichen Auswahlmodalitäten und angesichts der zum Teil unterschiedlichen Registriermethoden überrascht die hohe Konsistenz der Ergebnisse. Es liegen auch zwei Untersuchungen vor, welche keine Unterschiede der schlafbezogenen Atmungsstörungen bei Normo- und Hypertonikern finden. In der Arbeit von McGinty et al. [14] werden jedoch Patienten im Alter von 55–70 Jahren evaluiert. Diese Altersgruppe unterscheidet sich bezüglich des Morbiditäts- und Mortalitätsrisikos gravierend von den noch jüngeren Patienten (s.u.). Warley et al. [15] untersuchten in ihrer Arbeit nur die Anzahl der Sauerstoffentsättigungen und machten keine Angaben zu den Apnoeindizes.

Auch die umfangreichste Studie von 1989 [16] an 175 Hypertonikern und 110 Normotonikern findet in 34% der Fälle bei arterieller Hypertonie einen Apnoeindex $> 10/h$. Dieselbe Studie beschäftigt sich ausserdem mit dem Problem der erektilen Dysfunktion, einem häufigen Symptom bei Schlafapnoe. Unter anderem werden zwei Untergruppen von Hypertonikern und Normotonikern, jeweils ohne erektile Dysfunktion, gegenübergestellt.

Bei diesen beiden Gruppen wird bei jeweils 11% ein Apnoeindex > 10/h beschrieben. Stradling [17] führt diese Studie als ein Beispiel dafür an, dass im Gegensatz zu den oben genannten Untersuchungen keine Unterschiede in der Prävalenz von Schlafapnoe bei arterieller Hypertonie und Normotonie zu finden sind. Berücksichtigt man jedoch das Auswahlkriterium, so wird klar, dass Patienten mit einer Schlafapnoe weitgehend von vornherein ausgeschlossen wurden. Es erstaunt eher die Tatsache, dass immerhin noch 11% eine erhöhte Schlafapnoeaktivität aufwiesen. Zur Fragestellung der Koinzidenz von Schlafapnoe und arterieller Hypertonie können diese beiden Untersuchungsgruppen jedoch keinen Beitrag leisten. Festzuhalten bleibt, dass nach den vorliegenden Studien die Hypertoniker der mittleren Altersstufen in ca. 30% der Fälle eine Schlafapnoeaktivität > 10/h aufweisen.

Morbidität und Mortalität

Die klinische Relevanz der schlafbezogenen Atmungsstörungen wird durch Studien zur Morbidität und Mortalität belegt. Peter [18] untersuchte 489 ambulante Patienten mit vermuteter Schlafapnoe (Alter 51,5 ± 10,6 Jahre, BMI 29,6 ± 3,1 kg/m^2). 61% der Patienten hatten eine schlafbezogene Atmungsstörung, 51% eine arterielle Hypertonie, 41% waren übergewichtig, bei 35% fand sich eine Hyperlipidämie. Bei jeweils 9–14% konnten höhergradige Herzrhythmusstörungen, chronisch obstruktive Bronchitis, Hyperurikämie und eine Herzinsuffizienz nachgewiesen werden. Auffällig war, dass sich signifikante Anstiege der Häufigkeiten von Schlafapnoe und arterieller Hypertonie schon bei milder Schlafapnoeaktivität (Apnoeindex 5–9/h) fanden. In dieser Gruppe wiesen bereits 40% diese Kombination auf. Mit zunehmender Apnoeaktivität stieg der Anteil bei mehr als 20 Phasen pro Stunde Schlaf auf 60% an. Die Kombination aus arterieller Hypertonie, Adipositas und Schlafapnoe mit > 20 Apnoephasen/h trat bei unter 58jährigen signifikant häufiger auf. Die Kombination aus Hypertonie, Adipositas und Multimorbidität findet sich bei hoher Schlafapnoeaktivität > 37/h in der Gruppe der mehr als 60jährigen nicht mehr, bei unter 60jährigen in 14% der Fälle. Korreliert man bei den Patienten mit Schlafapnoe das Alter mit den Blutdruckwerten, so findet sich ein Anstieg des Blutdruckes bis zum 53. Lebensjahr. Danach fallen die Werte wieder ab, um in der Gruppe der mehr als 60jährigen mit hoher Schlafapnoeaktivität (Apnoeindex > 37/h) wieder Normalwerte zu zeigen. Die Autoren vermuten, dass die Mortalität durch das erhöhte kardiovaskuläre Risiko ansteigt, die Patienten daher in den höheren Altersgruppen nicht mehr so häufig vorzufinden sind. Über 60jährige werden als «Überlebende» bezeichnet.

Millman et al. [19] kommen zu ähnlichen Ergebnissen, indem sie in der Altersgruppe der 25- bis 44jährigen mit einem BMI > 31 kg/m^2 bei 47% der Schlafapnoeiker eine arterielle Hypertonie finden. In einer alters- und gewichtsgepaarten Vergleichsgruppe hingegen haben nur 26% eine arterielle Hypertonie. Bei den anderen Altersgruppen fanden sie lediglich alters- und gewichtsbedingte Korrelationen zur Hypertonie. Die Autoren vermuten, dass mit ansteigendem Alter weitere Risikofaktoren den Einfluss der Schlafapnoe verschleiern. Dies scheint insbesondere für die untersuchten, deutlich adipösen Patienten zuzutreffen.

Die ersten Angaben zur Mortalität anhand einer Langzeitstudie stammen von He et al. [20]. Von 1978 bis 1986 wurden 706 Männer mit obstruktiver Schlafapnoe untersucht und mittels Fragebögen kontrolliert. 54,5% der Befragten nahmen an der Studie teil. In der

Gruppe der unbehandelten Patienten (n = 246) war die Mortalität bei einem Apnoeindex > 20/h höher als bei einem Apnoeindex < 20/h. Die Wahrscheinlichkeit der kumulativen 8-Jahres-Überlebensrate war 63 ± 17% bei einem Apnoeindex > 20/h versus 96 ± 2% bei einem Apnoeindex < 20/h (p < 0,05). Bei den mittels Tracheostoma oder nasaler CPAP Beatmung Behandelten verstarb keiner der Patienten während des Untersuchungszeitraumes. Interessanterweise fand sich auch wieder eine Altersabhängigkeit der Mortalität. Die oben beschriebene höhere Mortalitätsrate bei einem Apnoeindex > 20/h ergibt sich nämlich insbesondere bei den Untersuchten mit einem Alter unter 50 Jahren. Bei der älteren Gruppe konnte dies nur für das Intervall im 8. Beobachtungsjahr statistisch abgesichert werden. Gegen die Studie kann eingewendet werden, dass aufgrund der niedrigen Teilnehmerzahl keine repräsentativen Daten erhoben wurden. Jedoch konnten spätere Untersuchungen die Ergebnisse weitgehend stützen.

Partinen et al. [21] haben alle 198 Patienten mit Schlafapnoe der Stanforder Schlafklinik aus den Jahren 1972–1980 über 5 Jahre verfolgt, 196 dieser Patienten sogar über 11 Jahre. Von den Untersuchten hatten 56,6% eine arterielle Hypertonie. 127 bzw. 126 der Patienten wurden konservativ medikamentös behandelt (Apnoeindex 43 ± 30,5/h, Alter 53 ± 11 Jahre, BMI 31 ± 8 kg/m^2). 71 bzw. 70 Patienten hatten sich einer Tracheostomie unterzogen (Apnoeindex 69 ± 23/h, Alter 48,8 ± 11 Jahre, BMI 34 ± 7,7 kg/m^2). Nach 5 Jahren waren 14 der konservativ Behandelten, jedoch keiner der Tracheotomierten, verstorben. Die Mortalitätsrate betrug insgesamt 11%, die Rate der an kardiovaskulärer Ursache Verstorbenen 8%. Nach 11 Jahren waren 14 Patienten an kardiovaskulärer Ursache in der konservativ behandelten und 1 Patient in der Gruppe mit Tracheostoma verstorben. Die kardiovaskuläre Mortalitätsrate der 1. Gruppe beträgt 13%. Thorphy berichtete auf dem 9. Europäischen Kongress für Schlafforschung in Jerusalem, dass er 190 von 200 Patienten mit Schlafapnoe über 5 Jahre verfolgen konnte. Auch er stellt eine Gruppe konservativ Behandelter einer Gruppe mit Tracheostoma gegenüber und kommt zu ähnlichen Ergebnissen wie Partinen et al. [21]. Er findet 14 kardiovaskuläre Todesfälle, 12 in der ersten und 2 in der zweiten Gruppe.

Zusammenfassend zeigen diese Studien die hohe Morbidität bei Schlafapnoe, die arterielle Hypertonie ist in allen Berichten die am häufigsten assoziierte Erkrankung. Die Mortalität ist insbesondere bei den noch jüngeren Patienten erhöht, den kardiovaskulär bedingten Todesursachen kommt die grösste Bedeutung zu. Es weist vieles darauf hin, dass Patienten mit Schlafapnoe und zusätzlichen Risikofaktoren, insbesondere arterielle Hypertonie und Adipositas, vor dem 60. Lebensjahr versterben.

Pathophysiologie

Die Faktoren, welche in der Interaktion zwischen zentralem Nervensystem und kardiovaskulärem System bei den schlafbezogenen Atmungsstörungen eine Rolle spielen, sind komplex und werden in ihrem ganzen Umfang noch nicht vollständig verstanden. Zugrunde liegt eine pathologische Kopplung zwischen Schlaf, Atmung und kardiovaskulärer Regulation. Der durch die Apnoe bedingten Hypoxämie und Hyperkapnie kommt dabei eine untergeordnete Bedeutung zu, wenngleich ursprünglich vermutet wurde, dass der Euler-Liljestrand-Reflex und weitere Regulationsvorgänge über die Chemorezeptoren eine entscheidende Rolle spielen.

Ringler et al. [22] untersuchten 11 Patienten mit obstruktiver Schlafapnoe während des Non-REM Schlafes unter experimentellen Bedingungen. Kontinuierliche Sauerstoffgabe bei Schlafapnoe, mittlere Sättigung von 93,6%, liess die Blutdruckanstiege unverändert zu den Ausgangsmessungen. Ausserdem konnte durch Induktion einer Hypoxämie ohne Apnoe kein Blutdruckanstieg ausgelöst werden. Podszus [23] kommt bei seinen Messungen am Apnoepatienten zu ähnlichen Resultaten. Er untersuchte den zentralen Anteil von 105 gemischten Apnoephasen während des Non-REM Schlafes. Während dieser Periode einer Apnoephase kommt es durch das Sistieren des Atemflusses zu einem Abfall der Sauerstoffsättigung, durch die fehlende Atemanstrengung jedoch zu keinen intrathorakalen Druckschwankungen. Die Dauer der zentralen Anteile war 14,0 ± 5,0 S, die Sauerstoffsättigung fiel von 95,1 ± 2,9 auf 84,7 ± 10,6% ab. Eine Korrelation der apnoebedingten Hyoxie zum Verhalten des pulmonalarteriellen Druckes fand sich nicht.

Vielmehr scheinen über das zentrale Nervensystem vermittelte und durch die gestörte Schlafstruktur selbst bedingte Änderungen der Sympathikusaktivität, welche im Laufe der Zeit eine arterielle Hypertonie bedingen können, von Bedeutung zu sein. Ringler et al. [22] zeigten, dass durch Induktion zentralnervöser Arousal-Reaktionen ähnliche Blutdruckanstiege ausgelöst werden wie nach Apnoephasen. Hedner et al. [24] entwickelten ein Verfahren zur Messung der peripheren Sympathikusaktivität und fanden, dass bei Schlafapnoe der Sympathikotonus parallel zu den zyklischen Blutdruckanstiegen signifikant erhöht ist. Hierzu passt auch, dass die Norepinephrinkonzentration im Urin während des Schlafes erhöht gefunden wird [25]. Schröder et al. [26] beschrieben, dass bei Patienten mit autonomer Dysfunktion (Shy-Drager-Syndrom) und Schlafapnoe nicht die typischen Veränderungen des Blutdruckes und der Herzfrequenz auftreten. Diese Beobachtungen stützen die Bedeutung der Sympathikusaktivität in der Regulation der nächtlichen Hämodynamik bei Schlafapnoe.

Desweiteren finden sich Veränderungen im endokrinologischen respektive neurohumoralen System. Ehlenz et al. [27–29] und Ehlenz und Peter [30] führten vergleichende Untersuchungen vor und nach Therapie mit nasalem CPAP an denselben Patienten durch. Sie fanden, dass im Schlaf die Diurese unter Therapie um 40% und die Natriurese um 58% reduziert ist. Die renale Exkretion der volumenregulierenden Hormone, des antidiuretischen Hormons und des Aldosterons, änderten sich jedoch nicht signifikant. Dahingegen nahm die Ausscheidung des cGMP, des Second Messenger des atrialen natriuretischen Peptids (ANP), um 38% ab. Die ANP-Plasmaspiegel sanken im Schlaf unter Therapie um 30%, so dass die gesteigerte Diurese und Natriurese bei Schlafapnoe durch eine vermehrte ANP-Sekretion zu erklären ist. Das Renin-Angiotensin-Aldosteron-System zeigte ein dem ANP gegenläufiges Verhalten. Im Schlaf war das Reninsekretionsprofil gedämpft, unter Therapie hingegen kam es zu einer Erhöhung der Reninspiegel auf das Doppelte, und es war wieder ein kräftiges pulsatiles Sekretionsmuster zu beobachten. Aufgrund dieser Beobachtung muss man davon ausgehen, dass das Renin-Angiotensin-Aldosteron-System zumindest für die Nachthypertonie des Apnoepatienten keine wesentliche Rolle spielt. Es findet sich sogar die paradoxe Situation, dass bei niedriger Reninsekretion hohe Blutdruckwerte gefunden werden. Eine supprimierte Reninsekretion bei stimulierter ANP-Sekretion ist jedoch das typische Muster bei einer Hypervolämie. Tatsächlich führen die stark negativen intrathorakalen Druckschwankungen bei den obstruktiven schlafbezogenen Atmungsstörungen zu einem vermehrten venösen Rückfluss und zu einer vermehrten Volumenbelastung der kardiopulmonalen Strombahn. Diese «zentrale Hypervolämie» kann eine wichtige Rolle bei der Entstehung der arteriellen Hypertonie spielen. Die Ergebnisse von Ehlenz et al. [27–29] und Ehlenz und Peter [30] werden durch andere Untersucher, insbesondere durch die Gruppe von Krieger et al. [31], bestätigt. Ehlenz und Peter [30] berichteten darüber hinaus von ersten Ergebnissen der Bestimmung digitalisähnlicher Faktoren, die in der Genese dieser Hypertonieform eine Rolle spielen sollen. Sowohl die renale Exkretion wie auch die Plasmaspiegel fielen unter Therapie ab [30]. Es liegen demnach gravierende Veränderungen der Sekretion volumenregulierender Hormone vor, welche die komplexe Störung der Volumenhomöostase bei obstruktiven schlafbezogenen Atmungsstörungen belegen. Ob noch weitere endokrinologische Faktoren bei der Ausbildung der Hypertonie während des Schlafes, aber auch am Tag, eine Rolle spielen, muss zur Zeit noch offengelassen werden.

Nicht zuletzt werden durch die ausgeprägten intrathorakalen Druckschwankungen infolge der extrathorakalen Obstruktion der Atemwege auf das Herz und den Lungenkreislauf direkte mechanische Einflüsse ausgeübt. Während der Obstruktion der extrathorakalen Atemwege persistieren die Atemanstrengungen. Diese Vorgänge sind wiederholten Müller-Manövern vergleichbar, wodurch negative intrathorakale Drücke bis –80 cm H_2O aufgebaut werden. Hierdurch werden die rechtsventrikuläre Vorlast (erhöhter venöser Rückfluss) und die linksventrikuläre Nachlast erhöht [32–34]. Diese Veränderungen gehen mit einem erhöhten rechtsventrikulären Volumen einher sowie mit einer verminderten linksventrikulären Compliance durch den Mechanismus der interventrikulären Abhängigkeit. In der Folge sind das linskventrikuläre Schlagvolumen und das Herzzeitvolumen vermindert. Dass dies bei Patienten mit Schlafapnoe zutrifft belegen Studien von Guilleminault et al. [35] und Podszus et al. [36] zum Verhalten des Herzzeit- und Schlagvolumens. Weiter untermauert wird die Bedeutung der intrathorakalen Druckschwankungen für die kardiovaskuläre Regulation durch die bereits erwähnte Untersuchung von Podszus [23] bei gemischten Apnoephasen. Während des obstruktiven Anteils dieser Atemstillstände, welcher durch die verstärkte Aktivierung der Atmungsanstrengungen gegen die Obstruktion im Pharynxbereich gekennzeichnet ist, findet sich im Gegensatz zum zentralen Anteil der gemischten Apnoe ein signifikanter Anstieg des pulmonalarteriellen Druckes. Diesen mechanischen Vorgängen kommt daher eine grosse Bedeutung für die direkte kardiale Belastung während des Schlafes zu und induziert andererseits weitere Störungen der kardiovaskulären Regulation wie die erwähnte Freisetzung von ANP über eine Erhöhung des transmuralen Druckes im rechten Vorhof und damit einer Erhöhung der Vorhofspannung [37].

Therapeutische Intervention

Therapie der Schlafapnoe bei arterieller Hypertonie

Als wichtigstes Indiz für den kausalen Zusammenhang zwischen den obstruktiven Formen des Schnarchens und der arteriellen Hypertonie ist die Reversibilität der erhöhten Blutdruckwerte unter alleiniger Behandlung der nächtlichen Atmungsstörung anzusehen. Dies konnte erstmals von Coccagna et al. [38] gezeigt werden, der bei erfolgreicher Behandlung von 5 Patienten mit obstruktiver Schlafapnoe durch Tracheostomie eine Normalisierung der zuvor erhöhten Blutdruckwerte fand. Neben einer Normalisierung der nächtlichen Werte beschreibt er einen Rückgang auch des Blutdruckes am Tage von

170/97 auf 133/66 mm Hg für die Untersuchungsgruppe. Weitere Studien von Burack [39], Guilleminault et al. [40] und Motta et al. [41] berichten ebenfalls über eine signifikante Senkung des Blutdruckes. In der Studie von Motta et al. [41] war die Blutdrucksenkung nur während der Nacht signifikant, allerdings hatten auch nur 2 seiner 6 Patienten eine arterielle Hypertonie. Bei diesen beiden jedoch normalisierten sich die Tageswerte. Diese an kleinen, multimorbiden und inhomogenen Patientenkollektiven durchgeführten Studien zeigen wie druchgreifend der Effekt einer effektiven Therapie der schlafbezogenen Atmungsstörungen auf das Blutdruckverhalten ist.

Auch für die heutzutage bei schwerer Schlafapnoe als Therapie der Wahl geltende nasale CPAP Behandlung gibt es mittlerweile Studien zum Einfluss auf das Blutdruckverhalten. Erste Berichte zur nächtlichen Senkung und Normalisierung des Blutdruckes stammen von Sullivan et al. [42], Mayer et al. [43] und Jennum et al. [44] aus 1987–1989.

Mayer et al. [43] untersuchten erstmals mittels invasiver, kontinuierlicher Blutdruckmessung das schlafstadienbezogene nächtliche Blutdruckverhalten vor und nach nasaler CPAP-Therapie. 20 Männer mit Schlafapnoe wurden nach 3 Tagen Therapie polysomnographisch im Schlaflabor kontrolliert [45]. 18 der 20 Patienten [Alter 51 (34–67) Jahre, Broca-Index 124 (93–153), Apnoeindex 61/h (50–79)] hatten eine arterielle Hypertonie mit diastolischen Blutdruckwerten $>$ 95 mm Hg. 15 Patienten hatten eine Herzinsuffizienz der Stadien 1–2 nach NYHA, 4 Patienten wiesen eine koronare Herzkrankheit auf. Jegliche antihypertensiv wirkende Medikation wurde mindestens eine Woche vor den Messungen abgesetzt. Der Apnoeindex wurde auf 2 (0–5) Phasen/h signifikant gesenkt ($p < 0{,}01$). Ohne Therapie fanden sich die höchsten systolischen und diastolischen Blutdruckwerte während des REM-Schlafes. Es fand sich kein Unterschied zwischen den in der Wachphase (0,5 h vor dem Einschlafen und 0,5 h nach dem Aufwachen) gemessenen Werten und den Werten während des Non-REM- und REM-Schlafes. Unter nasaler CPAP-Therapie hingegen kam es zu einer Senkung des Blutdruckes während aller Schlafstadien und während der Wachphase. Bemerkenswert ist, dass die Blutdruckwerte während des Non-REM- und REM-Schlafes niedriger als während der Wachphase lagen. Neben der Normalisierung der Absolutwerte fand sich also auch eine Wiederherstellung des physiologischen nächtlichen Blutdruckprofiles, welches bei den Ausgangsmessungen aufgehoben war. Ein aufgehobener nächtlicher Blutdruckabfall wird bisher vor allem bei einigen Formen der sekundären Hypertonie beschrieben.

Nach demselben Studiendesign wie oben wurden 12 Männer mit Schlafapnoe [Apnoeindex 58/h (46–73), Alter 50 Jahre (38–64), BMI 29,3 kg/m^2 (25,4–38,5)] und arterieller Hypertonie (diastolischer Blutdruck im Sitzen $>$ 95 mm Hg) nach einem halben Jahr nasaler CPAP-Therapie untersucht [46]. Zusätzlich zu der invasiven Blutdruckmessung während der Nacht wurde auch am Tage um 8, 12 und 16 h eine nichtinvasive Blutdruckmessung nach Riva-Rocci im Sitzen durchgeführt. Alle Patienten hatten klinische Symptome der Herzinsuffizienz (NYHA 1 oder 2) zeigten aber im Eckokardiogramm keine Vergrösserung des Herzens und keine Einschränkung der Pumpfunktion. Nach klinischen Gesichtspunkten und im Belastungs-EKG hatte keiner der Patienten eine koronare Herzkrankheit, 2 Patienten hatten eine latente pulmonale Hypertonie. Auch hier wurde in Fällen einer laufenden antihypertensiven Medikation die Therapie mindestens 1 Woche vor den Ausgangsmessungen und während der gesamten ½jährigen nasalen CPAP Therapie abgesetzt. Es wurden nur solche Patienten in die Studie aufgenommen, die während der Therapiephase regelmässig ihr nasales CPAP-Gerät benutzten.

Während es im Untersuchungszeitraum zu keiner Gewichtsreduktion kam, wurde der Apnoeindex auf 2/h (0–7) gesenkt ($p < 0{,}01$). Die indirekten, nichtinvasiv gemessenen Blutdruckwerte am Tage zeigten einen Abfall von 169,3 (151–180) auf 138,3 mm Hg (123–144) für die systolischen Werte ($p < 0{,}01$). Für die diastolischen Werte ergab sich ein Abfall von 104,1 (97–116) auf 87,1 mm Hg (70–95; $p < 0{,}01$). Auch die invasiv während der Nacht gemessenen Werte zeigten für die Systole einen Abfall von 147,1 (95% Konfidenzintervall ± 1,5) auf 126,6 mm Hg (± 1,5) und für die Diastole von 81,6 (±0,8) auf 69,4 mm Hg (±0.7; $p < 0{,}001$).

Die Differenz zwischen den höheren indirekten und den niedrigeren invasiv gemessenen Werten ist hautpsächlich durch die unterschiedlichen Messverfahren und auch durch den Messzeitpunkt (Tag vs. Nacht) bedingt. Bei der invasiven Messung liegen insbesondere die diastolischen Messwerte niedriger als die nicht invasiven Werte.

Bei der schlafstadienbezogenen Blutdruckauswertung erbrachten die Ausgangsmessungen qualitativ dasselbe Ergebnis wie bei der Kurzzeitstudie. Unter Therapie fand sich wiederum eine Reduktion während der Wachphase und den Schlafstadien Non-REM und REM auf Normalwerte. Das physiologische Blutdruckprofil war wieder hergestellt.

Es konnte erstmals nachgewiesen werden, dass eine effektive nasale CPAP-Therapie kurz- und langfristig nicht nur zu einer Normalisierung des nächtlichen Atemmusters, sondern auch zu einer Normalisierung der arteriellen Hypertonie bei Schlafapnoe sowohl am Tage wie in der Nacht führt.

Desweiteren wurden dieselben 12 Patienten noch eine Nacht ohne nasale CPAP im Schlaflabor untersucht [47]. Es fand sich bei diesen Messungen wieder ein Anstieg des Apnoeindex und des Blutdruckes. Der Apnoeindex unterschied sich mit 52/h (20–78) nicht von den Ausgangsmessungen, bei einigen Patienten lag er sogar höher. Die Blutdruckwerte waren höher als unter Therapie, erreichten jedoch nicht die Ausgangswerte. Es ist davon auszugehen, dass nach erfolgreicher Behandlung der Schlafapnoe mit Kompensation der hämodynamischen Verhältnisse und der Schlafstruktur das Vollbild der apnoeassoziierten Störungen erst nach einigen Tagen wieder erreicht wird.

In Pilotstudien konnte gezeigt werden, dass unter medikamentöser Behandlung der Schlafapnoe mit Theophyllin zuvor erhöhte Blutdruckwerte gesenkt werden [48]. Fletcher et al. [13] fanden unter Therapie mit Protriptylin einen signifikanten Abfall des systolischen Blutdruckes. Randomisierte grössere Studien liegen jedoch zum Blutdruckverhalten unter medikamentöser Therapie der Schlafapnoe derzeit nicht vor.

Therapie der arteriellen Hypertonie bei Schlafapnoe

Während für Patienten mit ausgeprägter Schlafapnoe die nasale CPAP-Therapie das Mittel der Wahl darstellt, gibt es eine grosse Anzahl von Patienten mit noch leichter bis mittelmässig ausgeprägter Atmungsstörung, welche oft schon früh zusätzlich eine arterielle Hypertonie aufweisen. Für diese Patientengruppe steht nach heutigem Wissensstand zunächst die medikamentöse Behandlung der arteriellen Hypertonie im Vordergrund. Die Therapie sollte nicht die bestehende nächtliche Atmungsstörung oder ihre Symptome am Tag verstärken. Hierzu zählen insbesondere eine eingeschränkte Konzentrations- und Leistungsfähigkeit sowie Monotonieintoleranz mit vermehrter Müdigkeit und Einschlafneigung. Ausserdem ist es wichtig, dass die der Schlafapnoe assoiziierten kardiovaskulären Erkankungen wie Herzinsuffizienz, Herzrhythmusstörungen und auch die pulmonale Hypertonie durch die Medikation nicht verschlechtert werden.

1985 wurde in einer Pilotstudie erstmals über Erfahrungen bei Schlafapnoepatienten mit arterieller Hypertonie unter der Behandlung mit dem Kalziumantagonisten Nifedipin berichtet. Neben einer Senkung der indirekt gemessenen Blutdruckwerte am Tag fiel auch ein gesenkter Apnoeindex auf [49].

In einer umfangreichen Studie wurde ein weiterer Kalziumantagonist, Verapamil, in Kombination mit einem kaliumsparenden Diuretikum, Hydrochlorothiazid und Triamteren, unter strenger Beachtung der Kontraindikationen untersucht [50]. Polysomnographische Messungen im Schlaflabor einschliesslich einer invasiven, kontinuierlichen Blutdruckmessung über 24 h wurden an 20 Hypertonikern mit Schlafapnoe vor und nach 8wöchiger Therapie durchgeführt [Alter 53 Jahre (39–70), Broca-Index 129 (109–158)]. Die Blutdruckwerte konnten sowohl am Tag wie in der Nacht signifikant gesenkt werden, die Schlafstruktur war unter Therapie unverändert. Auffällig auch in dieser Studie, dass unter der antihypertensiven Medikation die Anzahl der Apnoephasen abnahm. Ein weiteres Ziel dieser Arbeit war die Untersuchung der Aufwachhypertonie, ein zusätzlicher kardiovaskulärer Risikofaktor. Unter Bestimmung des Aufwachzeitpunktes mittels EEG-, EOG- und EMG-Ableitungen wurde gezeigt, dass bereits 2–3 h vor dem Aufwachen der Anstieg der Blutdruckwerte beginnt, und dass sie nach dem Aufwachen ihr Maximum erreichen. Unter Therapie kam es zu einem weniger ausgeprägten und im zeitlichen Verlauf langsameren Anstieg des Blutdruckes.

In einer weiteren randomisierten Doppelblindstudie an 12 Männern mit Schlafapnoe (Apnoeindex > 10/h) und arterieller Hypertonie (diastolischer Blutdruck > 95 mm Hg im Sitzen) wurden polysomnographische Messungen im Schlaflabor während der Nacht und zusätzlich eine kontinuierliche invasive Blutdruckmessung über 24 h mit dem ambulant einsetzbaren Oxford-System durchgeführt [51]. Das Alter der Patienten betrug 50 Jahre (33–69), der BMI 32,6 kg/m^2 (24,9–40,6). Nach Randomisierungsplan erhielten die Patienten über 8 Tage entweder den Betablocker Metoprolol (1 × 100 mg/die) oder den Angiotensin-Konversionsenzym (ACE)-Hemmer Cilazapril (1 × 2,5 mg/die). Cilazapril ist ein strukturell neuentwickelter ACE-Hemmer, der schnell in seine aktive Form Cilazaprilat umgewandelt wird, (empfohlene Dosis 2,5–5 mg/die, Bioverfügbarkeit > 65 %, effektive Halbwertzeit 9 h, renale Elimination 91 %). Keine gerichteten Veränderungen zeigten sich bei den Laborparametern und der Lungenfunktionsanalyse vor und nach Therapie. Das Schlafprofil zeigte in beiden Therapiegruppen keine Veränderung der totalen Schlafzeit sowie des Verhältnisses von REM- zu Non-REM-Schlaf. Die durchschnittliche Anzahl der Apnoephasen pro Stunde Schlaf war unter beiden Substanzen ebenso wie der invasiv gemessene Blutdruck über die 24-Stunden-Periode gesenkt. Unterschiede fanden sich beim Vergleich der Blutdruckwerte am Tag (6–20 h) zu den Werten während der Nacht (20–6 h). Metoprolol zeigte am Tag nur einen Trend zu niedrigeren diastolischen Werten, während Cilazapril den Blutdruck sowohl am Tage wie auch in der Nacht senkte. Bei schlafstadienabhängiger Betrachtung fand sich unter Cilazapril sowohl während des Non-REM- wie während des REM-Schlafes eine Blutdrucksenkung. Unter Metoprolol jedoch waren während des REM-Schlafes die Blutdruckwerte ebenso hoch wie ohne Therapie.

Issa [52] berichtete kürzlich über erste Ergebnisse unter Behandlung mit dem zentralen α_2-Sympathomimetikum Clonidin bei 10 Patienten mit vornehmlich durch REM-Schlaf assoziierter, milder, obstruktiver Schlafapnoe. Er fand eine Reduktion des REM-Schlafanteils zugunsten der Leichtschlafphasen 1 und 2. Während des Non-REM-Schlafes zeigten sich keine Veränderungen des Atemmusters, während des REM-Schlafes wurden zum Teil obstruktive Apnoen induziert, zum Teil wurde anstatt obstruktiver Apnoe kontinuierliches Schnarchen beobachtet. Keine Angaben werden zum Blutdruckverhalten gemacht. Aus theoretischen Überlegungen und anhand von Einzelfallberichten muss unter Antihypertensiva mit sedativen Effekten auf das zentrale Nervensystem eine Verschlechterung der Apnoesymptomatik und des nächtlichen Blutdruckes erwartet werden. Diese Studie postuliert jedoch einen eher positiven Effekt auf die schlafbezogene Atmungsstörung durch Reduktion des REM-Schlafes, Angaben zu den Resultaten unter Plazebomedikation fehlen. Für künftige Studien ist eine Untersuchung dieser häufig verwendeten Substanzklassen unter Berücksichtigung der kardiovaskulären Parameter zu fordern. Hierdurch werden sich auch weitere Rückschlüsse zur Pathophysiologie der schlafbezogenen Atmungsstörungen ziehen lassen.

Diskussion

Die häufige Kombination von Schlafapnoe und arterieller Hypertonie fiel bereits zu Beginn der in den letzten 20 Jahren verstärkt aufgeblühten Erforschung der schlafbezogenen Atmungsstörungen auf. Durch die in den 80er Jahren durchgeführten epidemiologischen Untersuchungen wurde dokumentiert, dass mindestens 30% der Hypertoniker eine Schlafapnoe aufweisen und mehr als 50% der Patienten mit Schlafapnoe an arterieller Hypertonie leiden. Es fällt auf, dass unterschiedliche Studien mit verschiedenem Studiendesign zu annähernd denselben Ergebnissen kommen. Weiterhin konnte durch Therapiestudien die Reversibilität der arteriellen Hypertonie bei effektiver Behandlung der Schlafapnoe gezeigt werden. Zunächst wurde dies für Patienten mit Tracheostoma beschrieben, Ende der 80er Jahre dann für die nasale CPAP Therapie nachgewiesen. Zeigten die meist polymorbiden Patienten unter Tracheostomie zum Teil nur eine Besserung ihres erhöhten Blutdruckes, so konnten bei Patienten in der Altersgruppe zwischen 40 und 60 Jahren, welche noch keine fixierten kardiovaskulären Schädigungen zeigten, alleine durch die nächtliche nasale CPAP Behandlung die Blutdruckwerte sowohl am Tag wie in der Nacht normalisiert werden. Nach Absetzen der Therapie kam es zu einem Wiederanstieg der Blutdruckwerte. Diese Ergebnisse lassen jede andere Interpretation, als dass durch Schlafapnoe eine arterielle Hypertonie ausgelöst werden kann, als unwahrscheinlich erscheinen. Sie belegen vielmehr nach unserem Verständnis die kausale Verknüpfung zwischen den obstruktiven schlafbezogenen Atmungsstörungen und der Hypertonie.

Weiterhin ist es gelungen, Unterschiede in der medikamentösen antihypertensiven Behandlung der Schlafapnoe aufzuzeigen. Insbesondere peripher wirksame Antihypertonika haben sich nach den bisherigen Studien bewährt. ACE-Hemmer, Kalziumantagonisten und Betablocker zeigten neutrale bis tendenziell positive Auswirkungen auf das Schlafprofil und die Atmungsstörung. Betablocker (Metoprolol) hatten jedoch überraschenderweise während des REM-Schlafes keinen Effekt auf die erhöhten Blutdruckwerte, mit dem ACE-Hemmer Cilazapril hingegen konnte eine Senkung der Druckwerte sowohl am Tage wie auch in der Nacht während aller Schlafstadien erzielt werden. Bezüglich ihrer Wirkungs- und Nebenwirkungsprofile empfehlen sich nach heutigem Wissen besonders die ACE-Hemmer für die Monotherapie der Hypertonie bei schlafbezogenen Atmungsstörungen. Als Kombinationspräparat hat sich der Kalziumantagonist Verapamil zusammen mit einem kaliumsparenden Diuretikum bewährt. Betablocker und zentral angreifende Substanzen sollten bis zur Vorlage von Studien über ihre kardiovaskulären Auswirkungen bei schlafbezogenen Atmungsstörungen nicht verabreicht werden.

Berichte über einen niedrigeren Apnoeindex bei Patienten mit gut eingestelltem Hypertonus gegenüber solchen mit schlechter Hypertonieeinstellung [16] könnten vermuten lassen, dass die antihypertensive Behandlung per se die schlafbezogenen Atmungsstörungen günstig beeinflussen. Diese Annahme ist jedoch zur Zeit noch verfrüht. Wie in der Arbeit von Mayer et al. in diesem Heft (siehe Seite 69) ausgeführt wird, findet sich unter stationärer Behandlung der Schlafapnoe auch unter Plazebomedikation ein erniedrigter Apnoeindex. Wahrscheinlicher ist daher die Annahme, dass der Hypertonus bei Schlafapnoe schwieriger einzustellen ist, bzw. dass ein Teil der Patienten mit Medikamenten behandelt wird, welche für ihr Risikoprofil ungünstig sind.

Peter [18] bezeichnet die Schlafapnoe aufgrund der epidemiologischen und klinischen Daten als Risikofaktor für kardiovaskuläre Erkankungen. Er weist jedoch auch darauf hin, dass es problematisch ist, die Schlafapnoe alleine an der Anzahl der Apnoephasen, dem Apnoeindex, festzumachen. Gerade ältere Patienten zeigen oft erhöhte Apnoeindizes, ohne wesentliche kardiovaskuläre Erkankungen aufzuweisen. Bei dieser Gruppe werden gehäuft kurze, zentrale Apnoephasen gefunden, welche als Cheyne-Stokes-Atmung imponieren. Es ist anzunehmen, dass diese Atemmuster Folge einer zunehmenden, hauptsächlich alters- bzw. atherosklerotischbedingten, zerebralen und kardiovaskulären Funktionseinschränkung ist, und daher in diesen Fällen einen Risikoindikator, aber keinen Risikofaktor, darstellt. Wie insbesondere die epidemiologischen Studien zeigen, muss zur Beurteilung des kardiovaskulären Risikos das Alter berücksichtigt werden. Unter 60 Jahren ist die Mortalität der Schlafapnoe deutlich erhöht, im Alter über 60 Jahren nur noch tendenziell. Ausserdem kommt dem Muster und der Dauer der Apnoephasen Bedeutung zu. Raschke [53] konnte zeigen, dass ähnlich hohe Apnoeindizes ein unterschiedlich hohes Ausmass an gefährlichen Apnoephasen wiederspiegeln.

Die genaue Bestimmung des Langzeitrisikos der Schlafapnoe macht weitere grosse Feld-, Kohorten- und Therapiestudien notwendig. Diese müssen die Gesamtheit der schlafbezogenen Atmungsstörungen und das unterschiedliche Morbiditäts- und Altersspektrum noch mehr als bisher berücksichtigen.

Keine Frage ist jedoch, dass bei der Abklärung der arteriellen Hypertonie in der Praxis bereits heute die schlafbezogenen Atmungsstörungen in der Differentialdiagnose berücksichtigt werden müssen. Die Patienten sind einer bei schlafbezogenen Atmungsstörungen wirksamen medikamentösen Blutdruckbehandlung zuzuführen, bei den schwereren Fällen einer mechanischen Therapie mit nasaler CPAP. Hierdurch kann das erhöhte kardiovaskuläre Mortalitätsrisiko wieder normalisiert werden.

Literatur

1 ICSD-International Classification of sleep disorders: Diagnostic and Coding Manual. Diagnostic Classification Steering Committee (Chairman: Thorphy MJ), Rochester, Minnesota: American sleep disorders association. Lawrence, Allen Press, 1990.

2 Peter JH: Modes of selection: Epidemiology of sleep apnea; in Duron B, Lévi-Valensi P (eds): Sleep Disorders and Respiration. Colloque INSERM, Libbey Eurotext, 1988. vol 168, pp 135–149.

3 Schmidt-Nowara W, Jennum P: Epidemiology of sleep apnea; in Guilleminault C, Partinen M (eds): Obstructive Sleep Apnea Syndrome: Clinical Research and Treatment. New York, Raven Press, 1990, pp 1–8.

4 Koskenvuo M, Kaprio J, Partinen M, Langinvainio H, Sarna S, Heikkilä K: Snoring as a risk factor for hypertension and angina pectoris. Lancet 1985;i:893–896.

5 Lugaresi E, Coccagna G, Cirignotta F: Snoring and its clinical implications; in Guilleminault C, Dement WC (eds): Sleep Apnea Syndromes, New York, Liss, 1978, pp 13–22.

6 Mondini S, Zucconi M, Cirignotta F, Aguglia U, Lenzi PL, Zauli C, Lugaresi E: Snoring as a risk factor for cardiac and circulatory problems: An epidemiological study; in Guilleminault C, Lugaresi E (eds): Sleep/Wake Disorders. Natural History, Epidemiology, and Long-Term Evolution New York, Raven, 1983, pp 99–105.

7 Peter JH, Bolm-Audorff U, Becker E, Eble R, Fuchs E, Meinzer K, Penzel T, Von Wichert P: Schlafapnoe und essentielle Hypertonie. Verh Dtsch Ges Inn Med 1983;89:1132–1135.

8 Peter JH: Holter minitoring technique in a comprehensive approach: Ambulatory monitoring of sleep apnea; in Hombach V, Hilger HH (eds): Holter Monitoring Techniques. Stuttgart, Schattauer, 1985, pp 127–149.

9 Peter JH: Hat jeder dritte Patient mit essentieller Hypertonie ein undiagnostiziertes Schlafapnoe-Syndrom? Dtsch Med Wochenschr 1986;111:556–559.

10 Kales A, Bixler EO, Cadieux RJ, Schneck DW, Shaw LC, Loke TW, Vela-Bueno A, Soldatos CR: Sleep apnoea in a hypertensive population. Lancet 1984;ii:1005–1008.

11 Lavie P, Ben-Yosef R, Rubin A: Prevalence of sleep apnea syndrome among patients with essential hypertension. Am Heart J 1984;108:373–376.

12 Williams AJ, Houston D, Finberg S, Lam C, Kinney L, Santiago S: Sleep apnea syndrome and essential hypertension. Am J Cardiol 1985;55: 1019–1022.

13 Fletcher EC, DeBehuke RD, Lovoi MS, Gorin A: Undiagnosed sleep apnea in patients with essential hypertension. Ann Intern Med 1985; 103:190–195.

14 McGinty D, Beahm E, Stern N, Littner M, Sowers J, Reige W: Nocturnal hypotension in older men with sleep related breathing disorders. Chest 1988;94:305–311.

15 Warley A, Mitchell A, Stradling J: Prevalence of nocturnal hypoxaemia in men with and without hypertension. Q J Med 1988;68:637–644.

16 Hirshkowitz M, Karacan I, Urakar Williams R: Hypertension, erectile dysfunction and occult sleep apnoea. Sleep 1989;12:223–232.

17 Stradling JR: Sleep apnoea and systemic hypertension. Thorax 1989; 44:984–989.

18 Peter JH: Sleep apnea and cardiovascular diseases; in Guilleminault C, Partinen M (eds): Obstructive Sleep Apnea Syndrome: Clinical Research and Treatment. New York, Raven Press, 1990, pp 81–98.

19 Millman R, Redline S, Carlisle C, Assaf A, Levinson P: Daytime hypertension in obstructive sleep apnea. Prevalence and contributing risk factors. Chest 1991;99:861–866.

20 He J, Kryger MH, Zorick FJ, Conwway W, Roth T: Mortality and apnea index in obstructive sleep apnea. Chest 1988;94:9–14.

21 Partinen M, Jamieson A, Guilleminault C: Long-term outcome for obstructive sleep apnea syndrome patients: Mortality. Chest 1988;94: 1200–1204.

22 Ringler J, Basner R, Shannon R, Schwartzstein R, Manning H, Weinberger S, Weiss W: Hypoxemia alone does not explain blood pressure elevations after obstructive apneas. J Appl Physiol 1990;69:2143–2148.

23 Podszus T: Pulmonary artery pressure during central sleep apnea; in Peter JH, Penzel T, Podszus T, von Wichtert P (eds): Sleep and Health Risk. Berlin, Springer, 1991, pp 364–370.

24 Hedner J, Ejnell H, Sellgren J, Hedner T, Wallin G: Is high and fluctuating muscle nerve sympathetic activity in the sleep apnea syndrome of pathogenetic importance for the development of hypertension? J Hypertens 1988; 6(suppl 4):529–531.

25 Fletcher EC, Miller J, Schaaf JW, Fletcher JG: Urinary catecholamines before and after tracheostomy in patients with obstructive sleep apnea and hypertension. Sleep 1987;10:35–44.

26 Schröder J, Motta J, Guilleminault C: in Guilleminault C, Dement WC (eds): Sleep Apnea Syndromes. New York, Liss, 1978, pp 177–196.

27 Ehlenz K, Schmidt P, Podszus T, Becker H, Peter JH, von Wichert P, Kaffarnik H: Plasma levels of atrial natriuretic factor in patients with sleep apnea syndrome. Acta Endocrinol 1988;287:234–235.

28 Ehlenz K, Firle K, Schneider H, Weber K, Peter JH, Kaffarnik H, von Wichert P: Verminderung der renalen Natriumausscheidung unter nasaler CPAP-Therapie bei Patienten mit einem obstruktiven Schlafapnoe-Syndrom (oSAS). Klin Wochenschr 1989;67(suppl 16):125–126.

29 Ehlenz K, Peter JH, Kaffarnik H, von Wichert P: Disturbances in volume regulating hormone system – A key to the pathogenesis of hypertension in obstructive sleep apnea syndrome. Pneumologie 1991;45:239–245.

30 Ehlenz K, Petter JH: Central hypervolemia and cardiovascular sequelae in obstructive sleep apnea syndrome. Klin Wochenschr, im Druck.
31 Krieger J, Imbs JL, Schmidt M, Kurtz D: Renal function in patients with obstructive sleep apnea – Effects of nasal continuous positive airway pressure. Arch Intern Med 1988;148:1337–1340.
32 Scharf S, Brown R, Tow D, Parisi A: Cardiac effects of increased lung volume and decreased pleural pressure in men. J Appl Physiol 1997;47: 257–262.
33 Buda AJ, Pinsky MR; Ingels NB, Daughters GT, Stinson EB, Alderman EL: Effect of intrathoracic pressure on left ventricular performance. N Engl J Med 1979;301: 453–459.
34 Taylor R, Corell J, Sonnenblick E, Oss J: Dependence of ventricular distensibility on filling of the opposite ventricle. Am J Physiol 1967; 213:711–718.
35 Guilleminault C, Motta J, Mihm F, Melvin K: Obstructive sleep apnea and cardiac index. Chest 1986;89: 331–334.
36 Podszus T, Bauer W, Mayer J, Penzel T, Peter JH, von Wichert P: Sleep apnea and pulmonary hypertension. Klin Wochenschr 1986;64: 131–134.
37 Podszus T: Hemodynamics in sleep apnea; in Issa F, Suratt P, Remmers J (eds): Sleep and Respiration. New York, Wiley-Liss, 1990, p 353.
38 Coccagna G, Mantovani M, Brignani F, Parchi C, Lugaresi E: Tracheostomy in hypersomnia with periodic breathing. Bull Physiopathol Respir 1972;8:1217–1227.
39 Burack B: The hypersomnia sleep apnea syndrome: Its recognition in clinical cardiology. Am Heart J 1984;107:543–548.
40 Guilleminault C, Simmons F, Motta H: Obstructive sleep apnea syndrome and tracheostomy: Long-term follow-up experience. Arch Intern Med 1981;141:985–988.
41 Motta H, Guilleminault C, Schröder J, Dement WC: Tracheostomy and hemodynamic changes in sleep induced apnea. Ann Intern Med 1978; 89:454–458.
42 Sullivan C, Issa F, Ellis E, Bruderer J, Mc Cauley V, Bye P, Grunstein R, Costas L: Treatment of cardiorespiratory disturbances during sleep; in Emser W, Kurtz D, Webb WB (eds): Sleep, Aging and Related Disorders. Interdiscipl Top Gerontol, Basel, Karger, 1987, vol 22, pp 47–67.
43 Mayer J, Becker H, Brandenburg U, Penzel T, Peter JH, Podszus T, Weiner M, von Wichert P: Blood pressure variability and nocturnal blood pressure profile in sleep apnea under nasal continuous positive airway pressure (nCPAP) therapy; in Duron B, Lévi-Valensi P (eds): Sleep Disorders and Respiration. Colloque INSERM, Libbey Eurotext 1988, vol 168, pp 241–243.
44 Jennum P, Wildschiotz G, Christenson N, Schwartz T: Blood pressure, catecholamines and pancreatic polypeptide in obstructive sleep apnea with and without nasal CPAP treatment. Am J Hypertens 1989;2:847–852.
45 Mayer J, Weichler U, Becker H, Penzel T, Peter JH, Wichert P: Sleep apnea induced changes in blood pressure and heart rate; in Horne J (ed): Sleep 88. Stuttgart, Fischer 1989, pp 270–272.
46 Mayer J, BEcker H, Brandenburg U, Penzel T, Peter JH, von Wichert P: Blood pressure and sleep apnea. Results after long-term therapy with nCPAP. Cardiology 1991;79:84–92.
47 Mayer J, Peter JH: Sleep-related breathing disorders and nocturnal hypertension; in Schmidt et al (eds): Temporal Variations of the Cardiovascular System. Berlin, Springer, 1992, pp 332–343.
48 Peter JH, Mayer J, von Wichert P: Sustained release theophylline in the treatment of sleep apnea in multimorbid patients: Short and long-term effects, in Isles AF, von Wichert P (eds): Sustained Release Theophylline and Nocturnal Asthma. Amsterdam, Excerpta Medica, 1985, pp 153–162.
49 Mayer J, Kunz D, Köhler U, Peter JH, Podszus T, Steinbach B, von Wichert P: Einfluss von Nifedipin auf Hypertonie und Apnoeaktivität bei Schlafapnoesyndrom. Z Kardiol 1985;74(suppl 3):34.
50 Mayer J, Weichler U, Moser R, Penzel T, Ploch T, Pter JH, von Wichert P: Continuous arterial blood pressure, sleep profile and breathing during antihypertensive therapy with verapamil and potassium-sparing diuretic in arterial hypertension and sleep related breathing disorders. Herz/Kreislauf 1991;23:269–273.
51 Mayer J, Weichler U, Herres-Mayer B, Schneider H, Marx U, Peter JH: Influence of metoprolol and cilazapril on blood pressure and on sleep apnea activity. J Cardiovasc Pharmacol 1990;16:952–961.
52 Issa G: Effect of clonidine in obstructive sleep apnea (abstract 589). Am Rev Respir Dis 1991;143:4.
53 Raschke F: Various components of respiratory control during sleep, rest and strain; in Peter JH, Podszus T, von Wichert P (eds): Sleep Related Disorders and Internal Diseases. Berlin, Springer, 1987, pp 83–88.

Cardiology 1993;82(suppl 1):69–78

J. Mayer
U. Weichler
W. Cassel
T. Ploch
J.H. Peter
P. von Wichert

Medizinische Poliklinik, Philipps Universität Marburg, BRD

Senkt Plazebo den nächtlichen Blutdruck bei schlafbezogenen Atmungsstörungen und arterieller Hypertonie?

Does Placebo Treatment Lower Nocturnal Blood Pressure in Patients with Sleep-Related Breathing Disorders and Arterial Hypertension?

Schlüsselwörter
ACE-Hemmer
Blutdruck
Blutdrucktherapie
Hämodynamik
Schlafapnoe
Schlafbezogene Atmungsstörungen
Plazebo

Einleitung

Aus der epidemiologischen Forschung der letzten Jahre ist eine hohe Koinzidenz zwischen essentieller Hypertonie und schlafbezogenen Atmungsstörungen bekannt [1–7]. Ein erhöhtes kardiovaskuläres Risiko ist nachgewiesen [8, 9], ausserdem wurde durch polysomnographische Langzeitregistrierungen gezeigt, dass Patienten mit der Kombination dieser beiden Befunde nachts durch krisenhafte Blutdruckanstiege hoch gefährdet sind. Damit stellt sich die Frage nach einer geeigneten Therapie. Nach heutigem Wissensstand werden die schweren Formen der Schlafapnoe mit nasalem kontinuierlichem Atemwegsdruck (nCPAP) behandelt. Hierunter kommt es zum einen zu einer Normalisierung der Atmung, zum anderen werden zuvor erhöhte Blutdruckwerte wieder gesenkt [10, siehe auch Seite 55 in diesem Heft]. Die Einschränkungen, denen die Patienten durch das Tragen der Atemmaske während der gesamten Schlafzeit ausgesetzt sind, lassen dieses Verfahren für leichte bis mittelgradig ausgeprägte schlafbezogene Atmungsstörungen je-

Dr. med. J. Mayer
Medizinische Poliklinik
Baldingerstrasse
D-W-3550 Marburg (BRD)

doch als nicht geeignet erscheinen. Gerade diese Patientengruppe zeigt aber schon oft die Kombination mit einer arteriellen Hypertonie und ein erhöhtes kardiovaskuläres Morbiditäts- und Mortalitätsrisiko [7–9]. Neben der allgemeinen Frage nach einer effektiven Therapie tritt daher auch die Frage in den Vordergrund mit welchem Pharmakon die nächtlichen Blutdruckanstiege selbst effektiv behandelt werden können. In einer vorangegangenen Studie, die mittels invasiver Blutdruckmesstechnik doppelblind im Paralleldesign [Angiotensin-Konversionsenzym (ACE)-Hemmer Cilazapril versus Betablocker Metoprolol] durchgeführt wurde [11], erwies sich Cilazapril in folgender Hinsicht überlegen: es ergaben sich von Seiten des ACE-Hemmers weniger Ausschlusskriterien bei Patienten mit Schlafapnoe und essentieller Hypertonie als von Seiten des Betablockers; es ergab sich, insbesondere bei den diastolischen Werten, eine effektivere Blutdrucksenkung; es ergab sich eine günstige Wirkung auf die schlafbezogenen Atmungsstörungen.

Neben dem Resultat der Blutdrucksenkung im 24-Stunden-Profil erwies sich die wirksame Senkung des Blutdrucks während der Phasen ausgeprägter Hypertonie in der Nacht (welche in Begleitung der schlafbezogenen Atmungsstörungen bzw. im REM-Schlaf auftreten), als hervorstechendes Ergebnis unter Medikation mit Cilazapril.

Ziel dieser Untersuchung war es, die Wirkung von Cilazapril im Vergleich zu Plazebo bei Patienten mit arterieller Hypertonie und schlafbezogenen Atmungsstörungen zu untersuchen. Durch den Vergleich von Wirksubstanz mit Plazebo sollte gezeigt werden, inwieweit unspezifische, z.B. durch Umgebungsänderung im Schlaflabor bzw. auf der Station bedingte Effekte, von substanzspezifischen Effekten unterschieden werden können.

Methode

Studiendesign und Untersuchungsablauf

In einer randomisierten Doppelblindstudie unter stationären Bedingungen erhielten 26 Patienten entweder 2,5 mg Cilazapril (Dynorm®) oder vom Aussehen identisches Plazebo vor dem Abendessen. Cilazapril ist ein strukturell neu entwickelter ACE-Hemmer, der schnell in seine aktive Form Cilazaprilat umgewandelt wird. Die zur antihypertensiven Therapie empfohlene Dosis beträgt 2,5–5 mg/Tag, die Bioverfügbarkeit liegt bei 65 %, die effektive Halbwertzeit bei 9 h und die renale Ausscheidungsrate bei 91 %.

Die Studie begann mit einer ambulanten Vorphase, während der die Patienten ausgewählt und bei Erfüllung der Einschlusskriterien in die Untersuchungsphase eingeschleust wurden. Neben einer ausführlichen internistischen Untersuchung einschliesslich neurologischer, Hals-Nasen-Ohren- und augenärztlicher Konsiliaruntersuchungen wurden zu Beginn und am Ende der Studie die erweiterten Routinelaborwerte erhoben.

Alle Patienten, die zuvor ihr informiertes Einverständnis zur Teilnahme an der Studie gegeben hatten, erfüllten folgende Einschlusskriterien: es bestand eine essentielle Hypertonie nach WHO-Kriterien und gleichzeitig eine schlafbezogene Atmungsstörung, für die ein RDI $\geq$ 5/h (RDI: Respiratory Disturbance Index; Anzahl der Apnoe- und Hypopnoephasen pro Stunde Schlaf) angenommen wurde. Als Ausschlusskriterien galten ein Alter unter 18 oder über 75 Jahre, eine schwere, maligne oder komplizierte Hypertonie, klinisch signifikante respiratorische, gastrointestinale, nephrologische, neurologische, hämatologische oder Herzkreislauf-Erkrankungen, ausgenommen Hypertonie und Schlafapnoe, Kontraindikation gegenüber ACE-Hemmern, Drogen- und Alkoholabusus. Bei bestehender Hochdruckmedikation wurde diese mindestens 1 Woche vor Beginn der stationären Untersuchungsphase abgesetzt, ebenso alle anderen blutdruckwirksamen Medikamente. In den ersten beiden Nächten erfolgten polysomnographische Leermessungen im Schlaflabor, danach wurde die Medikation über 8 Tage verabreicht, an den letzen beiden Therapietagen wurden wieder polysomnographische Ableitungen wie eingangs durchgeführt, jeweils einschliesslich einer kontinuierlichen intraarteriellen Blutdruckmessung während der Nacht.

Patienten

Von den so selektionierten Patienten mit schlafbezogenen Atmungsstörungen und arterieller Hypertonie wiesen in der Gruppe mit Plazebomedikation 9 Pa-

Tabelle 1. Klinische Daten (Mittelwerte und Bereiche)

	Gesamt (n = 26)	Plazebo (n = 13)	Cilazapril (n = 13)
Alter, Jahre	51 (34–66)	51 (34–62)	52 (41–66)
Grösse, cm	178 (165–195)	177 (169–191)	178 (165–195)
Gewicht, kg	103 (83–160)	104 (83–160)	102 (85–128)
Broca-Index	133 (200–107)	134 (112–200)	131 (107–178)
BMI, kg/m^2	32,6 (26,6–49,4)	33,0 (27,8–49,4)	32,2 (26,6–43,3)
RDI, n/h	49,7 (5,1–115,3)	57,8 (7,3–115,3)	41,6 (5,1–82,3)

tienten eine Herzinsuffizienz der Klassen 1–2 nach NYHA auf (New York Heart Association). Bei jeweils 10 Patienten fand sich ein Fundus hypertonicus 1–2 oder eine Hyperlipidämie, bei jeweils 4 Patienten eine Hyperurikämie oder eine latente pulmonale Hypertonie, ein Diabetes mellitus bei 2 Patienten und eine leichte chronisch obstruktive Bronchitis bei 1 Patient.

In der Gruppe mit Cilazaprilmedikation hatten 12 Patienten eine Herzinsuffizienz der Klassen 1–2 nach NYHA. Bei 9 Patienten fand sich ein Fundus hypertonicus 1–2 und bei 10 Patienten eine Hyperlipidämie, bei 4 Patienten eine Hyperurikämie und bei 2 Patienten eine latente pulmonale Hypertonie, ein Diabetes mellitus bei 2 Patienten und eine leichte chronisch obstruktive Bronchitis, eine koronare Herzkrankheit und eine Psoriasis bei jeweils 1 Patient. Alter, Grösse, Gewicht, Broca-Index und BMI, (body mass index) sind in Tabelle 1 dargestellt. Ein statistisch signifikanter Unterschied zwischen beiden Untergruppen liess sich ausschliessen.

Messparameter und Messmethode

Zur Schlafstadienklassifikation wurden je zwei Ableitungen eines Elektroenzephalogramms, Elektrookulogramms und Elektromyogramms abgeleitet und nach den Kriterien von Rechtschaffen und Kales [12] in 20-Sekunden-Schritten kontinuierlich über die Nacht augewertet. Zur Apnoedetermination und -klassifikation wurde die Atmung über einen Nasenthermistor und induktionsplethysmographisch über zwei Atemgürtel im Thorax- und Abdomenbereich registriert, ausserdem erfolgte eine kontinuierliche transkutane Messung der Sauerstoffsättigung. Die Herzfrequenz wurde über ein bipolares Elektrokardiogramm ermittelt.

Zur Messung des systemarteriellen Blutdrucks wurde am Nachmittag vor der ersten Messung ein Katheter (Microseld Seldinger Katheter 3F, Intra, 1 mm Durchmesser, 110 mm Länge) am nichtdominanten Arm in die Arteria brachialis appliziert. Die Registrierung erfolgte während der Messnächte kontinuierlich über einen Druckdom (Combidyn Monitoringset, Braun, Melsungen, BRD). Dieser war an einen mechanischen Druckwandler (Gould P 23 ID Pressure Transducer, Gould, Statham UK) angeschlossen, der das Signal an einen Blutdruckverstärker (Hellige Blutdruckmonitor) und weiter zur stationären Registriereinheit leitete. Der Katheter wurde bis zum Morgen nach der zweiten Messnacht belassen, und nach Abschluss der Messungen entfernt.

Anzumerken ist, dass aus methodischen Gründen die punktuellen indirekten Messungen nach Riva-Rocci im Vergleich zu den kontinuierlichen arteriellen Messungen höhere Blutdruckwerte liefern, bei der invasiven Messung liegen insbesondere die diastolischen Messwerte niedriger als bei der nichtinvasiven Messung. Ausserdem wird die Höhe der Blutdruckwerte durch den Messzeitpunkt bestimmt, nachts finden sich niedrigere Werte als am Tag. Dies erklärt das Abweichen der zur Einschleusung herangezogenen indirekten Werte am Tag von den niedrigeren direkten Messwerten in der Nacht.

Auswertung

Für die Auswertung wurde jeweils die zweite Messnacht herangezogen, die erste Messnacht diente als Adaptationsnacht. Während des Schlafes wurden die Blutdruckwerte standardisiert erhoben und den einzelnen Schlafstadien zugeordnet (non-REM und REM- oder Traumschlaf). Die vor dem Einschlafen und nach dem Aufwachen erhobenen Blutdruckwerte wurden unter nicht standardisierten Bedingungen erhoben und umfassten in Abhängigkeit der Einschlaf- und Aufwachzeit je Patient 1–2 h.

Das Blutdrucksignal wurde zur Feinanalyse in einen Grossrechner (Intertechnique 1200) eingespielt. Dieser tastet die analogen Signale mit einer Frequenz von 1Hz ab und digitalisiert die Daten. Über fortlaufende 5-Minuten-Fenster wurden Mittelwerte für die Systole, die Diastole und die Herzfrequenz berechnet.

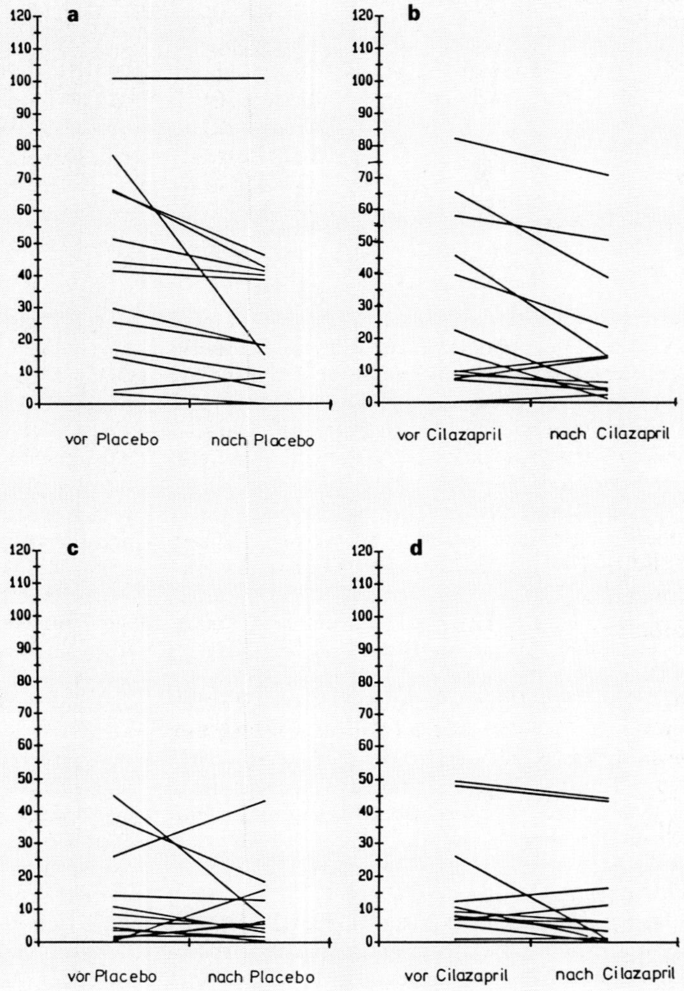

Abb. 1. Veränderung des AI (**a**, **b**) und HI (**c**, **d**) der einzelnen Patienten mit und ohne Therapie.

Die statistische Analyse der Daten erfolgte mit einem Personal Computer unter Anwendung des «Statgraphics»-Softwarepakets der Statistical Graphics Corporation.

Zur Absicherung von Gruppenunterschieden, Therapieeffekten und Schlafstadieneffekten wurde der Wilcoxon-Vorzeichenrangtest verwendet. Effekte mehrstufiger unabhänginger Variablen und gemeinsame Effekte mehrerer Faktoren wurden varianzanalytisch untersucht.

Ergebnisse

Laborbefunde

Der Kaliumserumspiegel stieg unter Cilazapril mässig von 4,1 (3,5–4,6) auf 4,4 mmol/l (3,4–5,0) an ($p < 0,01$). Ansonsten ergaben sich keine signifikanten Elektrolytverschiebungen. Ein Anstieg der harnpflichtigen Sub-

Tabelle 2. AI, HI und RDI mit und ohne Therapie (Mittelwerte und Bereiche)

	Plazebo (n = 13)		Cilazapril (n = 13)	
	Leermessung	Therapie	Leermessung	Therapie
AI	44.8 3.0–101.1	31.4* 0.0–101.1	26.1 0.0–82.3	16.5* 1.2–70.9
HI	13.0 0.3–45.0	10.3 NS 0.3–43.4	15.4 0.0–49.5	11.3 NS 0.0–44.3
RDI	57.8 7.3–115.3	41.7** 0.3–113.8	41.6 5.1–82.3	27.8** 2.2–70.9

NS = Nicht signifikant.
* $p < 0{,}05$; ** $p < 0{,}01$; *** $p < 0{,}001$.

stanzen Kreatinin und Harnstoff war unter beiden Medikamentengruppen nicht festzustellen. Es traten keine Zeichen einer Hämokonzentration auf, auch die Leukozytenzahl änderte sich nicht.

Für beide Gruppen fand sich bezüglich der Stoffwechselparameter nur für den Gesamtcholesterinspiegel eine Reduktion. Unter Plazebo kam es zu einer Senkung von 237,3 (130–323) auf 216,5 (173–268), unter Cilazapril von 230,6 (167–318) auf 212,5 mg/dl (151–287; $p < 0{,}01$). Blutzucker- und Harnsäurespiegel änderten sich in beiden Gruppen ebensowenig wie die Enzyme GOT, GPT (Aspartat- bzw. Alaninaminotransferase), alkalische Phosphatase, γ-GT und LDH.

Atmungsparameter

Der Apnoeindex (AI; Anzahl der Apnoephasen pro Stunde Schlaf) zeigte sich unter beiden Substanzen gesenkt, der Hypopnoeindex (HI) veränderte sich nicht signifikant und der RDI, als Summe der beiden ersten Indizes, zeigte hauptsächlich aufgrund der Veränderungen des AI ebenfalls eine Senkung ($p < 0{,}01$; Abb. 1, Tab. 2).

Bei den Veränderungen des AI und HI waren grosse interindividuelle Unterschiede zu beobachten. Für die Dauer der längsten Apnoe bzw. Hypopnoe liessen sich in beiden Gruppen und unter beiden Therapieformen keine Unterschiede feststellen. Auch die Werte für die Sauerstoffsättigung wiesen in beiden Gruppen und beiden Therapieformen keine gerichteten Änderungen auf.

Schlafklassifikation

Unter Plazebo fand sich die totale Schlafzeit um 30,6 min verkürzt ($p < 0{,}001$), der Anteil des REM-Schlafes war um 3,3% erhöht ($p < 0{,}05$). Entsprechend war der Anteil des Non-REM-Schlafes leicht erniedrigt. Unter Cilazapril traten keine gerichteten Veränderungen des Schlafprofiles auf (Tab. 3).

Blutdruck

Die Mittelwerte des Blutdruckes für die gesamte Nacht einschliesslich der Wachphasen zeigten unter Cilazapril systolisch eine Reduktion um 11,0 und diastolisch um 7,0 mm Hg, die Herzfrequenz sank um 3,7 Schläge/min (jeweils $p < 0{,}001$).

Die Plazebogruppe zeigte systolisch eine Erniedrigung um 6,8 und diastolisch um 2,1 mm Hg, während die Herzfrequenz um 2,4 Schläge/min abfiel (jeweils $p < 0{,}001$).

Tabelle 3. Schlafklassifikation mit und ohne Therapie (Mittelwerte und Bereiche)

	Plazebo		Cilazapril	
	Leermessung	Therapie	Leermessung	Therapie
TST (min)	403.4 326.7–445.3	372.8*** 293.3–443.3	382.7 273.0–440.5	386.9 NS 341.7–433.8
REM%	18.9 8.4–29.0	22.2* 15.4–27.6	17.7 7.4–28.3	19.8 NS 7.7–33.8
Non-REM%	80.8 70.8–91.4	77.6* 72.2–84.4	82.1 71.6–92.4	80.0 NS 66.0–92.2
Non-REM1 (min)	22.0 7.3–50.2	16.9 NS 2.8–35.6	22.9 4.4–71.9	16.7 NS 2.0–34.4
Non-REM2 (min)	43.6 17.3–71.1	40.9 NS 21.3–67.7	41.6 10.6–76.3	45.2 NS 28.5–66.2
Non-REM3 (min)	15.3 0.0–31.5	19.7 NS 0.0–38.0	17.6 0.0–44.1	18.1 NS 2.9–31.5
WACH-Min (min)	54.7 22.2–135.5	57.4 NS 6.2–144.5	45.9 7.5–177	41.6 NS 5.8–104

TST = Totale Schlafzeit; REM% = %REM-Anteil der Schlafzeit; Non-REM% = %Non-REM-Anteil der Schlafzeit; Non-REM1 = %Non-REM-Anteil Stadium 1 der Schlafzeit; Non-REM2 = %Non-REM-Anteil Stadium 2 der Schlafzeit; Non-REM3 = %Non-REM-Anteil Stadium 3+4 der Schlafzeit; WACH-Min = Wach-Minuten-Anteil der Schlafzeit; NS = nicht signifikant.

* $p < 0{,}05$, ** $p < 0{,}01$, *** $p < 0{,}001$.

Schlafstadienabhängige Feinanalyse des Blutdrucks und der Herzfrequenz

Unter Cilazapril waren die Blutdruckwerte während aller Schlafstadien gesenkt. Systolisch fand sich im Non-REM-Schlaf eine Reduktion um 12,5 mm Hg und im REM-Schlaf um 12.2 mm Hg ($p < 0{,}001$). Diastolisch beträgt die Senkung im Non-REM-Schlaf 7,0 mm Hg und im REM-Schlaf 7,1 mm Hg ($p < 0{,}001$).

Auch unter Plazebo fand sich im Non-REM-Schlaf für den systolischen Blutdruck eine Senkung von 8,4 mm Hg ($p < 0{,}001$), im REM-Schlaf jedoch keine absicherbare Veränderung. Diastolisch waren die Werte im REM-Schlaf um 1,7 mm Hg ($p < 0{,}05$) und im Non-REM-Schlaf um 2,5 mm Hg ($p < 0{,}001$) erniedrigt.

Die Herzfrequenz war unter beiden Substanzen gering erniedrigt, unter Cilazapril um 3,7 im Non-REN- und 2,6 im REM-Schlaf, unter Plazebo um 2,0 im Non-REN- und 3,3 Schläge/min im REM-Schlaf (Abb. 2).

Zusammenfassung und Diskussion

Das Ziel der vorliegenden Studie war es, bei Patienten mit schlafbezogener Atmungsstörung und arterieller Hypertonie den Einfluss des ACE-Hemmers Cilazapril versus Plazebomedikation auf das nächtliche Blut-

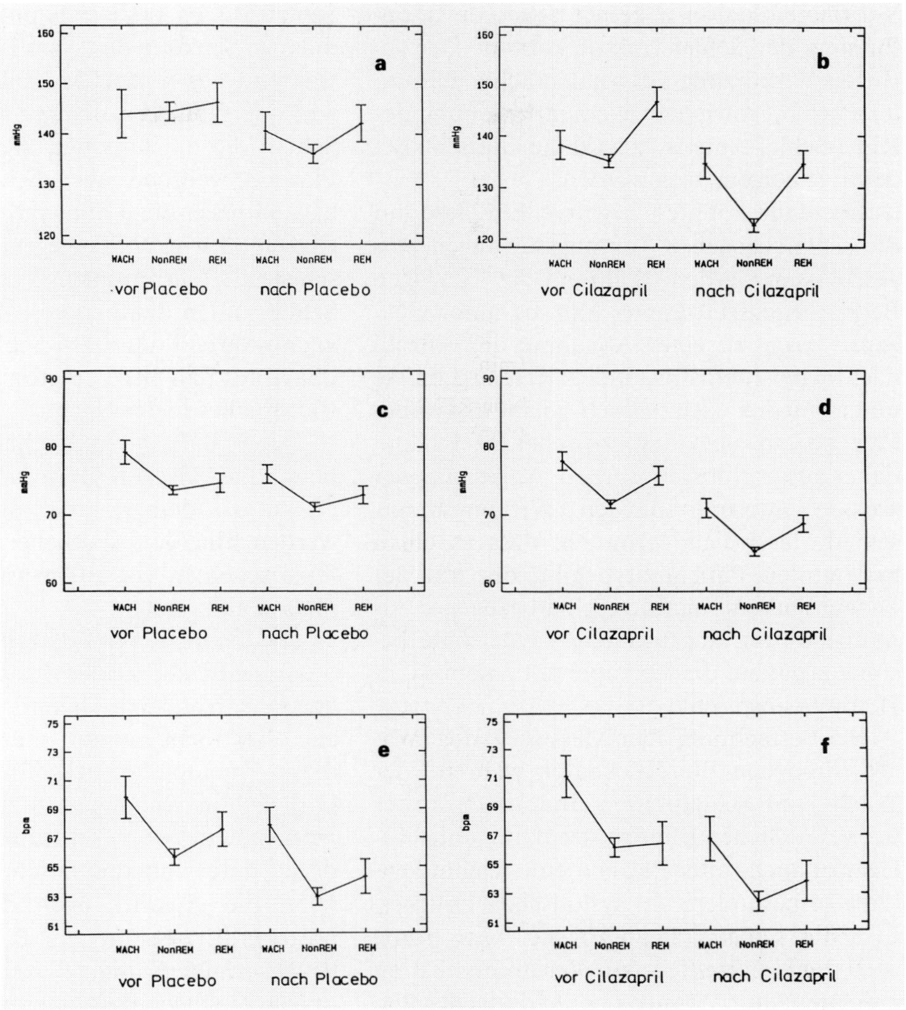

Abb. 2. Schlafstadienbezogene Auswertung von systolischem (**a**, **b**) und diastolischem Blutdruck (**c**, **d**) und Herzfrequenz (**e**, **f**). WACH = Nicht standardisierte Werte vor dem Einschlafen und nach dem Aufwachen; nonREM = standardisierte Werte im non-REM-Schlaf; REM = standardisierte Werte im REM-Schlaf.

druckverhalten in Abhängigkeit der Schlafstadien zu untersuchen. Zusätzlich wurde die Atmung und die Schlafstruktur in die Auswertung einbezogen.

Zur Untersuchung von Nebenwirkungen wurde ein ausführlicher Laborstatus erhoben. Insgesamt kam es zu keiner pathologischen Veränderung der Laborwerte.

Die Erhebung der für die Schlafstruktur relevanten Parameter zeigte für Cilazapril keine statistisch absicherbaren Effekte. Als Fazit kann festgehalten werden, dass es unter

Verummedikation zu keiner negativen Beeinflussung der Schlafstruktur kommt. Der geringen Verkürzung der totalen Schlafzeit unter Plazebo sowie der leichten Erhöhung des REM-Schlaf-Anteils kann keine klinische Bedeutung beigemessen werden.

Ebenfalls konnten negative Einflüsse auf die schlafbezogenen Atmungsstörungen ausgeschlossen werden. Während des 10tägigen Beobachtungszeitraumes kam es unter Cilazapril sogar zu einer Abnahme der Anzahl nächtlicher Atemstillstände. Diese Ergebnisse unterschieden sich jedoch nicht gegenüber Plazebo, ein substanzspezifischer Effekt kann daher ausgeschlossen werden. Angesichts der grossen interindividuellen Wirkungsunterschiede lässt sich vermuten, dass es einen bestimmten Patiententyp gibt, der mit der Diagnosenkombination schlafbezogene Atmungsstörung und arterielle Hypertonie besonders gut auf die Therapie mit einem ACE-Hemmer anspricht.

Bei Betrachtung aller Messwerte der invasiv erhobenen Blutdruckdaten während der Wach- und Schlafphasen findet sich ausser der verlässlichen Blutdrucksenkung unter Cilazapril auch unter Plazebo eine leichte Senkung insbesondere des systolischen Druckes. Erst die schlafstadienbezogene Auswertung zeigt die Unterschiede zur Verummedikation auf. Die blutdrucksenkende Wirkung des Plazebo war vor allem auf die Reduktion der systolischen Werte im Wachzustand zurückzuführen. Während dieser Phase lagen die Ausgangswerte der Plazebogruppe deutlich höher als die der Verumgruppe und zudem weit über den Ausgangswerten der Plazebogruppe im Schlaf. Diese Unterschiede sind am ehesten auf die laut Studienprotokoll nicht standardisiert erfassten Werte während der Wachphasen vor dem Einschlafen und nach dem Aufwachen zurückzuführen.

Die grössere Bedeutung kommt deswegen den standardisiert erhobenen Werten im Schlaf zu. Es fand sich unter Plazebo eine mässige Senkung des systolischen Blutdrucks während des non-REM-Schlafes, keine Auswirkung fand sich demgegenüber im REM-Schlaf, die diastolischen Werte waren unter Plazebo während aller Schlafstadien nicht bzw. klinisch nicht relevant verändert. Unter Cilazapril waren demgegenüber die systolischen und diastolischen Werte während aller Schlafstadien deutlich gesenkt, insbesondere auch während des REM-Schlafes, der Schlafphase mit den ausgeprägtesten Anstiegen des Blutdruckes in der Nacht.

Der Schlaf scheint demnach, insbesondere beim diastolischen Blutdruck, die Plazeboeffekte zu demaskieren, die Verumeffekte werden hingegen deutlicher. Die Plazeboeffekte scheinen vor allem währen der Wachphasen aufzutreten.

Die Definition des Plazeboeffektes besagt, dass eine Besserung des Zustandes einer kranken Person auf eine Therapie hin eintritt, welche aber nicht auf die spezifische Wirkung dieser Therapie zurückgeführt werden kann [13]. Schon früh wurden diese Effekte bei medikamentösen Therapieverfahren entdeckt, unter anderem beschrieb Beecher [14] 1955 die Auswirkungen des Plazebo auf postoperative Schmerzen. Bezüglich des Blutdruckverhaltens unter Plazebotherapie liegen unterschiedliche Berichte vor, welche zum Teil einen Blutdruckabfall, zum Teil einen Blutdruckanstieg finden [15–24]. Hossman et al. [25] beschreibt bei Patienten mit arterieller Hypertonie einen Abfall des Blutdruckes bei Aufnahme in die Klinik, findet jedoch während des stationären Aufenthaltes keine Unterschiede des Blutdruckverhaltens bei unbehandelten im Vergleich zu mit Plazebo behandelten Patienten. All diese Studien verwenden die indirekte Blutdruckmessung mittels Sphygmomanometrie. Externen Stimuli, welche die Ergebnisse verfälschen können, kommt daher Bedeuteung zu. Die bekannte

Weisskittel-Hypertonie bei zirka 20% der Hypertoniker belegt eindrucksvoll die Bedeutung dieser Effekte [26].

Bei der invasiven, kontinuierlichen Messung sind derartige Einflüssse aufgrund der Methode weitgehend ausgeschlossen. Raftery und Gould [27] beschreiben in einer randomisierten, mittels invasiver Technik durchgeführten Doppelblindstudie an 20 Hypertonikern den Effekt von Plazebo versus einer antihypertensiven Medikation. 12 Patienten beendeten die unter Cross-over Design durchgeführten Messungen. Die Untersuchungen wurden nach jeweils 6 Wochen Medikamenteneinnahme unter ambulanten Bedingungen durchgeführt, lediglich zu Kontroll- und Eichzwecken wurde während der Messtage die Klinik aufgesucht. Die Messperiode wird mit 36–48 h angegeben, die ersten 24 h wurden jeweils ausgewertet. Die Autoren kommen zu dem Schluss, dass der Blutdruck bei kontinuierlicher, invasiver Messtechnik durch Plazebo nicht beeinflusst wird. Die vorliegende Studie an 26 Patienten wurde unter standardisierten Bedingungen während es Schlafes in der Klinik durchgeführt. Während Raftery und Gould [27] jeweils Mittelwerte über 1 h bildeten, haben wir in einer höheren zeitlichen Auflösung jeweils über 5-Minuten-Intervalle eine Mittelung vorgenommen und einen Effekt des Plazebo auf den Blutdruck gefunden. Aufgrund der genannten methodischen Unterschiede sind die beiden Studien nicht direkt vergleichbar. Es ist jedoch zu vermuten, daß die geringen Veränderungen unter Plazebo durch die Mittelwertbildung über das 1-Stunden-Intervall verwischt werden. Ursächlich für die unspezifischen Veränderungen sowohl des Blutdruckes wie auch des AI könnten Faktoren wie Stressreduktion und regelmässiger Tagesablauf, fett-, kohlenhydrat- und salzarme Diät sowie Alkoholkarenz während des Klinikaufenthaltes sein. Da bekannt ist, dass durch eine effektive Behandlung der Schlafapnoe mittels nCPAP eine Normalisierung zuvor erhöhter Blutdruckwerte eintritt, könnten die Effekte des Plazebo auf den Blutdruck während des Schlafes auch alleine über die Senkung des AI erklärt werden. Eine Untersuchung dieser Befunde macht eine Gegenüberstellung von unbehandelten und mit Plazebo behandelten Patienten erforderlich. Durch die neuerdings zur Verfügung stehende nicht invasive, kontinuierliche Blutdruckmessung über Fingerplethysmomanometrie [28, 29] kann in Zukunft dieser Fragestellung nachgegangen werden. Ausserdem sollten der Schlaf ebenso wie standardisierte Wachsituationen mit psychischer und physischer Belastung weiter untersucht werden, um spezifische Therapieeffekte von unspezifischen besser abzugrenzen.

Literatur

1 Kales A, Bixler EO, Cardieux RJ, Schneck DW, Shaw LC, Loke TW, Vela-Bueno A, Soldatos CR: Sleep apnoea in a hypertensive population. Lancet 1984:ii1005–1008.

2 Lavie P, Ben-Yosef R, Rubin A: Prevalence of sleep apnea syndrome among patients with essential hypertension. Am Heart J 1984;108:373–376.

3 Fletcher EC, DeBehuke RD, Lovoi MS, Gorin A: Undiagnosed sleep apnea in patients with essential hypertension. Ann Intern Med 1985; 103:190–195.

4 Williams AJ, Houston D, Finberg S, Lam C, Kinney L, Santiago S: Sleep apnea syndrome and essential hypertension. Am J Cardiol 1985;55: 1019–1022.

5 Peter JH: Modes of selection: Epidemiology of sleep apnea; in Duron B, Lévi-Valensi P (eds): Sleep Disorders and Respiration. Colloque Inserm, Libbey Eurotext 1988, vol 168, pp 135–149.

6 Schmidt-Nowara W, Jennum P: Epidemiology of Sleep Apnea; in Guilleminault C, Partinen M (eds): Obstructive Sleep Apnea Syndrome: Clinical Research and Treatment. New York, Raven Press, 1990, pp 1–8.

7 Peter JH: Sleep apnea and cardiovascular diseases; in Guilleminault C, Partinen M (eds): Obstructive Sleep Apnea Syndrome: Clinical Research and Treatment. New York, Raven Press, 1990, pp 81–98.

8 Partinen M, Jamieson A, Guilleminault C: Long-term outcome for obstructive sleep apnea syndrome patients: Mortality. Chest 1988;94: 1200–1204.

9 He J, Kryger MH, Zorick FJ, Conwway W, Roth T: Mortality and apnea index in obstructive sleep apnea. Chest 1988;94:9–14.

10 Mayer J, Becker H, Brandenburg U, Penzel T, Peter JH, von Wichert P: Blood pressure and sleep apnea. Results after long-term therapy with nCPAP. Cardiology 1991;79:84–92.

11 Mayer J, Weichler U, Herres-Mayer B, Schneider H, Marx U, Peter JH: Influence of metoprolol and cilazapril on blood pressure and on sleep apnea activity. J Cardiovasc Pharmacol 1990;16:952–961.

12 Rechtschaffen A, Kales A: A manual of standardized terminology, techniques and scoring system for sleep stages of human subjects. Public health Service Publication 204. Washington, US. Government Printing Office, 1968.

13 Webster's Medical Desk Dictionary. London, Chapman & Hall, 1986, p 551.

14 Beecher K: The powerfull placebo. JAMA 1955;159:1602–1606.

15 Monstsos S, Sapira J, Scheib E, Shapiro A: An analysis of the placebo effect in hospitalized hypertensive patients. Clin Pharamcol Ther 1967; 8:676–683.

16 Myers M, Lewis G, Steiner J, Dollery C: Atenolol in essential hypertension. Clin Pharmacol Ther 1976; 19:502–507.

17 Martin M, Phillips C, Smith A: Acebutolol in hypertension: A double blind trial against placebo. Br J Clin Pharmacol 1978;6:351–356.

18 Pugsley D, Nassim M, Armstrong B, Beiter L: A controlled trial of labetolol, propranolol and placebo in the management of mild to moderate hypertension. Br J Clin Pharmacol 1979;7:63–68.

19 Gould B, Mann S, Davies A, Altman D, Raftery E: Does placebo lower blood pressure? Lancet 1981;ii: 1377–1381.

20 Dupont A, van der Niepen P, Six R: Placebo does not lower ambulatory blood pressure. Br J Clin Pharmacol 1987;24:106–109.

21 Drayer J, Weber M, DeYoung J, Brewer D: Long-term monitoring in the evaluation of antihypertensive therapy. Arch Intern Med 1983;143: 898–901.

22 Veterans Administration Cooperative Study Group on Antihypertensive Agents: Effects of treatment on morbidity in hypertension: Results in patients with diastolic blood pressures averaging 90 through 114 mm Hg. JAMA 1970;213:1143–1152.

23 Hanson L, Aberg H, Karlberg B, Westerlund A: Controlled study of atenolol in treatment of hypertension. Br Med J 1975;ii:367–370.

24 Wilkinson P, Raftery E: A comparative trial of clonidine, propranolol and placebo in the treatment of moderate hypertension. Br J Clin Pharmacol 1977;4:209–294.

25 Hossman V, Fitzgerald G, Dollery C: Influence of hospitalization and placebo therapy on blood pressure and sympathetic function in essential hypertension. Hypertension 1981;3:113–118.

26 Pickering T, James G, Boddie C, Harshfield G, Blank S, Laragh J: How common is white coat hypertension? JAMA 1988;259;225–228.

27 Raftery E, Gould B: The effect of placebo on indirect and direct blood pressure measurements. J Hypertens 1990;8(S6):93–100.

28 Penaz J: Photoelectrical measurement of blood pressure, volume and flow in the finger. Digest 10th Int Conf Med Bio Engn, Dresden, p 104.

29 Penzel T, Mayer J, Peter J, Podszus T, Weichler U, von Wichert P: Nichtinvasive kontinuierliche Registrierung des Blutdrucks im Schlaflabor. Biomed Tech (Berlin) 1990;35:107.

Autorenverzeichnis

Sachverzeichnis

Bibliotheca Nutritio et Dieta (ISSN 0067–8198), **No. 49**
Series Editor: J.C. Somogyi, Rüschlikon-Zürich

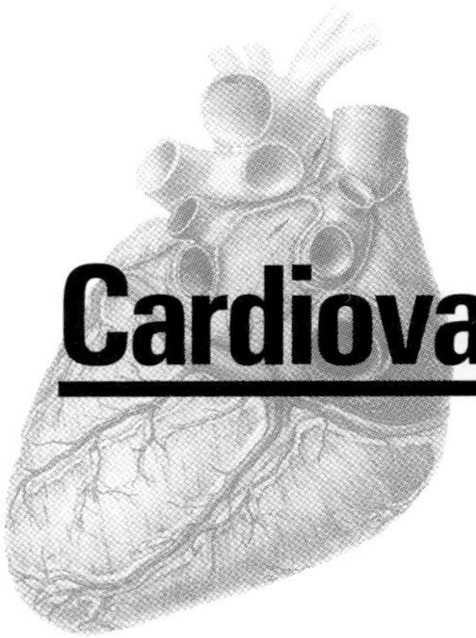

Nutrition and Cardiovascular Risks

Editors: J.C. Somogyi, Gy. Biró, D. Hötzel

Epidemiological, clinical and experimental studies provide strong and consistent evidence that nutritional factors play an important role in the etiology of cardiovascular diseases (CVD). This volume, featuring contributions by leading authorities in the field, updates current views and presents the latest research findings on nutrition and cardiovascular risks. The first section highlights the relationship between nutrition and CVD from an epidemiological perspective, while the second section critically evaluates dietary survey methods. The third section focuses on nutritional and biochemical aspects of CVD. Topics discussed include molecular biological approaches to atherosclerosis research, the importance of oxygen free radicals, and the role of proteins and fats in CVD.

Marking the 30th anniversary of the Group of European Nutritionists (GEN), this stimulating volume is valuable reading for researchers, clinicians, dietitians and public health officials interested in the intriguing association between nutrition and cardiovascular risks.

Contents

Fields of Interest

Nutrition; Cardiovascular System; Biochemistry, Metabolism; Arteriosclerosis, Behavioral Research, Dietetics, Epidemiology, Molecular Biology, Pediatrics, Preventive Medicine

Bibliotheca Nutritio et Dieta, No. 49
Nutrition and Cardiovascular Risks
29th Symposium of the Group of European Nutritionists, Balatonföldvár, April 1991
Editors: Somogyi, J.C. (Rüschlikon-Zürich); Biró, Gy. (Budapest); Hötzel, D. (Bonn)
VIII + 154 p., 21 fig., 39 tab., hard cover, 1992
SFr. 168.– / DM 201.– / US$ 134.50
Prices subject to change
DM price for FRG, US $ price for USA only
ISBN 3–8055–5554–7

KARGER